T0245948

DMSO

CH$_3$SOCH$_3$

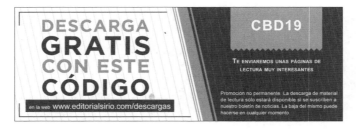

Título original: Healing With DMSO
Traducido del inglés por Julia Fernández Treviño
Diseño de portada: Editorial Sirio, S.A.
Maquetación: Toñi F. Castellón

©   de la edición original
    2020 de Amanda Vollmer

    Edición publicada por acuerdo con ULYSSES PRESS a través de Yañez,
    una sección de International Editors' Co. S.L. Literary Agency

©   de la presente edición
    EDITORIAL SIRIO, S.A.
    C/ Rosa de los Vientos, 64
    Pol. Ind. El Viso
    29006-Málaga
    España

www.editorialsirio.com
sirio@editorialsirio.com

I.S.B.N.: 978-84-18531-82-8
Depósito Legal: MA-153-2022

Impreso en Imagraf Impresores, S. A.
c/ Nabucco, 14 D - Pol. Alameda
29006 - Málaga

Impreso en España

Puedes seguirnos en Facebook, Twitter, YouTube e Instagram.

AMANDHA VOLLMER

DMSO

CH_3SOCH_3

LA GUÍA COMPLETA

DE TRATAMIENTOS SEGUROS Y NATURALES
PARA CONTROLAR EL DOLOR, LA INFLAMACIÓN
Y OTRAS DOLENCIAS CRÓNICAS CON

DIMETILSULFÓXIDO

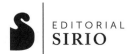

EDITORIAL
SIRIO

Índice

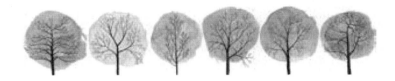

Introducción: DMSO, una gema oculta

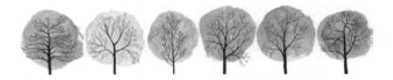

Quién hubiera podido imaginar que un simple extracto que se obtiene de los árboles sería una de las sustancias curativas más potentes de todos los tiempos. Esto podría parecer una afirmación exagerada, pero estoy segura de que estarás de acuerdo conmigo en cuanto conozcas los aspectos científicos del DMSO (dimetilsulfóxido).

La primera vez que entré en contacto con el DMSO fue en una escuela de naturopatía, donde se hablaba de su utilidad en el campo de la medicina deportiva. Un atleta sufre una lesión y abandona la pista. Un médico valora la situación y le aplica DMSO. Lo más frecuente es que el atleta sea capaz de volver a la competición de inmediato. Me pareció una sustancia interesante, igual que muchos otros remedios. En aquel momento pensé: «Yo no me voy a dedicar a la medicina deportiva, de manera que probablemente no tendré necesidad de utilizar este producto». Y luego me olvidé completamente del asunto.

Una década más tarde, después de crear muchos productos naturales para el cuidado de la piel, curioseando en una tienda *bío* vi una botella de DMSO en una estantería. Entonces me dije: «Nunca lo he utilizado, podría comprar una botella». Y eso fue exactamente lo que hice. La botella permaneció en un estante de mi tienda de medicina holística durante varios meses, a la espera de que algún cliente la pidiera o de que yo me decidiera a utilizarla en una de las cremas o productos que formulaba.

Un rato después entró en la tienda un cliente con un extraño sarpullido en los antebrazos, que se había manifestado después de que estuviera trabajando en el jardín. Me comentó que el picor era insoportable, y que no había parado de rascarse hasta dejarse la piel en carne viva. Por las noches la picazón empeoraba y sentía como si algo se arrastrara sobre su piel. Había probado varias cremas y tratamientos sin ningún éxito. Rápidamente me di cuenta de que se trataba de una infección producida por ácaros, y le indiqué que se tratara la piel con una solución de tierra de diatomeas* y vinagre de manzana al cincuenta por ciento.

---

* N. de la T.: Las diatomeas son algas fosilizadas que se utilizan en forma de tierra y con distintos usos, como fertilizantes orgánicos y naturales o insecticidas ecológicos para los cultivos, entre muchos otros usos habituales.

Por alguna razón que no logro comprender, el hombre no dejó de tocarme mientras hablaba. Cuando se marchó me lavé rápidamente las manos y los brazos, preocupada por la posibilidad de que los ácaros se extendieran también por mi piel. Sin embargo, ya era demasiado tarde. A los pocos días empecé a sufrir la misma desagradable picazón. Entonces pensé que tal vez el DMSO (que aún se encontraba en uno de mis estantes) podría acelerar mi curación. Tomé la botella, que contenía una solución de DMSO al noventa por ciento, y me apliqué el líquido en el antebrazo derecho. La sensación de calor y quemazón fue intensa, aun así debo decir que me gustó haberme aplicado una sustancia tan fuerte. La piel se enrojeció y empecé a sentir un hormigueo. Durante los días siguientes me apliqué el producto varias veces, y mi piel se fue engrosando hasta estar casi correosa. (Más adelante aprendí cómo evitar ese engrosamiento, y lo explicaré más adelante).

Necesitaba saber qué era lo que estaba pasando. Me puse a estudiar el DMSO casi obsesivamente. Leí todos los artículos y trabajos publicados desde los años sesenta, desde que habían aparecido las primeras informaciones. Todo lo que leí me entusiasmó enormemente. Había mucha información para asimilar, pero mi capacidad de lectura y mis estudios de química me ayudaron a comprender profundamente el DMSO en poco tiempo. ¿Puede detener ataques cardíacos y derrames cerebrales? ¿Calma el dolor sin provocar adicción? ¿Protege al ADN de los daños que causa la radiación, sin efectos secundarios? ¿Aumenta la absorción y utilización de nutrientes? ¿Protege el hígado de los daños derivados de los fármacos? ¡No podía creerlo! Sentí la necesidad de contarle a todo el mundo lo que había aprendido.

Durante aproximadamente un año había estado produciendo videos sobre salud natural, y pronto incluí uno que llevaba por título «Todo acerca del DMSO, ¡un sanador milagroso!», que fue extremadamente popular. Mi entusiasmo era contagioso. Desde entonces, he producido otros videos sobre el DMSO.

Gracias a mi formación médica, mi capacidad para la investigación, mis conocimientos de química, mi confianza en la medicina holística y mi experiencia personal —además de haber diseñado y producido más de una docena de exitosas combinaciones de DMSO con otros productos, de ayudar a otras personas a utilizar satisfactoriamente el DMSO y recibir sus testimonios positivos, y de realizar una investigación exhaustiva sobre esta sustancia para este libro—, siento que me estoy convirtiendo en una experta en el tema y, en cierta forma, podría decir que fue el DMSO el que me eligió a mí. La vida tiene formas maravillosas de regalarte flores, y el DMSO ha sido un regalo inesperado para mí.

El DMSO es una sustancia que todos deberíamos tener en casa, todos los padres y madres deberían incluir en su kit de primeros auxilios, y todas las consultas médicas y hospitales deberían tener a mano. A pesar de todo, en Norteamérica es una droga perseguida, y creo que esa persecución ha sido promovida por informaciones falsas, cuestiones legales y dogmas médicos. Este libro se propone despejar algunos de estos mitos y rumores, y aclarar ciertos hechos concretos sobre este increíble extracto derivado de la madera.

El dimetilsulfóxido procede de la lignina de los árboles (un importante componente de las paredes celulares de las plantas) y es un subproducto del método Kraft de producción de pulpa de madera y papel, conocido también como proceso del sulfato. También participa naturalmente en el ciclo del azufre de la tierra: el DMS (sulfuro de dimetilo) se produce a partir del fitoplancton marino presente en los océanos, y una vez oxidado por la atmósfera se convierte en DMSO. De hecho, el DMS es un productor de nubes; su componente azufre se convierte en aerosoles que rodean el vapor de agua, dando lugar a la formación de nubes. Tanto el DMS como el DMSO son vitales para el ciclo del azufre marino.[1] El DMSO también puede estar presente en algunos alimentos, como veremos más adelante.

Este solvente transparente e incoloro tiene dos grados principales de pureza (farmacéutico e industrial) y una miríada de aplicaciones que abarcan la cría de ganado, la medicina deportiva y el trasplante de órganos. Puede ayudar a estimular el crecimiento del cabello y la curación de las cataratas y, por supuesto, calmar todo tipo de dolores y malestares. Este libro habla de las aplicaciones específicas para el uso medicinal del DMSO e incluye recetas que tú mismo puedes preparar en casa. Pero antes, vamos a echarle una ojeada a la historia del DMSO.

Una historia enrevesada

Un médico ruso llamado Alexander M. Saytzeff descubrió el DMSO en 1866. Sin embargo, su aplicación comercial no se conoció hasta casi un siglo más tarde. Durante la década de 1950 científicos británicos descubrieron que podía ser utilizado como un agente crioprotector (protección contra los efectos perniciosos del congelamiento) para conservar la médula ósea y las células sanguíneas. La cristalización del hielo produce daños irreparables en las células congeladas. No obstante, cuando al DMSO se le añade agua y se usa como anticongelante, el efecto que produce la termodinámica del proceso de congelamiento es que el ochenta y cinco por ciento de las células sobreviven.[2] La viabilidad y la estabilización de las células son esenciales para el trasplante de órganos, así como también para la conservación de especímenes que se utilizan en experimentos. Una sustancia que permite que una muestra de tejido o un órgano se congelen sin sufrir ningún daño y sin alterar negativamente el tejido tiene un valor enorme.

Los científicos también descubrieron que el DMSO no era tóxico para las células, y que esto potenciaba su versatilidad como solvente. Un solvente es simplemente una sustancia química que puede disolver un soluto para producir una solución. El DMSO puede disolver cualquier sustancia que tenga una base de agua o alcohol, y también ciertos materiales a base de aceite, que tienen un peso molecular inferior. Si se mezcla con cualquier otra sustancia, el DMSO crea una reacción exotérmica, lo que significa que genera calor. Cuando el doctor Stanley Jacob, de la Facultad de Medicina de la Universidad de Ciencia y Salud de Oregón, descubrió que el DMSO altamente purificado podía pasar a través de la piel y de las membranas de los órganos sin dañarlas, él y sus colegas comenzaron a estudiar más detenidamente sus propiedades transdérmicas. Durante su investigación, hallaron que el DMSO también es capaz de transportar con él otras sustancias de bajo peso molecular al atravesar la piel. Sin embargo, nos estamos adelantando a la historia...

Al conocer todas sus prometedoras propiedades, Crown Zellerback, uno de los mayores fabricantes de papel del mundo en la década de 1950, encargó a uno de sus químicos, Robert Herschler, que investigara otros usos posibles del DMSO. La empresa producía una enorme cantidad de esta sustancia como subproducto de la fabricación de papel, y por tanto estaban interesados en encontrar un buen uso para el compuesto. Tal como dice el proverbio, la necesidad es la madre de la invención.

Durante esta investigación, Herschler observó que tanto los agentes antimicóticos como los antibióticos podían pasar a través del sistema circulatorio de una planta cuando esos materiales se combinaban con el DMSO. Aunque otras sustancias químicas, como el alcohol y la gasolina, podían hacer lo mismo, el DMSO era especial porque según los hallazgos de Herschler no dañaba ni alteraba la membrana exterior protectora de la planta. Esto permitió pensar que si el DMSO no deterioraba el revestimiento exterior de una planta, posiblemente también sucedería lo mismo si se aplicaba sobre piel humana.

Reconociendo las aplicaciones medicinales potenciales del DMSO, Herschler se puso en contacto con su viejo amigo, el doctor Stanley Jacob, profesor adjunto de la Cátedra de Cirugía de la Universidad de Oregón. El doctor Jacob estaba específicamente interesado en la criobiología, y le entusiasmaba la idea de realizar una investigación experimental sobre una sustancia con unas propiedades biológicas únicas.

Por extraño que parezca, la historia del DMSO tuvo un mal inicio después de que concluyera la investigación inicial. En 1963, los periódicos de Oregón se apropiaron de la información de la patente y divulgaron las propiedades del DMSO de forma sensacionalista antes de que se transmitiera a través de los canales adecuados de la comunidad médica. Una vez difundida la información, el DMSO ya no tuvo oportunidad de ser presentado a través de publicaciones científicas ni de ser respaldado por estudios, hechos y evidencias. Por el contrario, fue publicitado como una sustancia capaz de curar todo tipo de síntomas. A pesar de que se había probado en más de cien mil pacientes, y de que todos los estudios habían demostrado que no era tóxico si se utilizaba con la dosis correcta, la FDA estadounidense comenzó a hostigar a todos los que habían participado en las investigaciones sobre el DMSO. El laboratorio y la oficina del doctor Jacob fueron allanados, los archivos de pacientes fueron copiados sin una orden judicial y el mismo doctor Jacob fue acusado de no tener suficientes evidencias concluyentes sobre la seguridad del DMSO.[3]

¿Y por qué había tanta resistencia a aceptar esta investigación? El DMSO había demostrado ser una sustancia curativa natural, sana y potente, y a pesar de todo seguía siendo ilegal. ¿Por qué? Todo se debió a un estudio negativo en el cual se les inyectaron a animales de laboratorio dosis extremadamente altas de DMSO, lo que dio como resultado una pérdida de transparencia del cristalino del ojo.[4] Evidentemente se trataba de un efecto secundario negativo, pero una vez que se dejó de administrar el DMSO los cristalinos volvieron a su estado normal en muchos de los animales. De cualquier modo, el destino de la sustancia estaba sellado. El 25 de noviembre de 1965, la FDA prohibió todos los usos del DMSO.

Hay varias teorías sobre los motivos por los que la FDA no esperó a dictaminar un juicio sobre el DMSO hasta que se hicieran y se analizaran más estudios a largo plazo. Algunos sugieren que se debió al hecho de que este organismo se estaba empezando a recuperar del reciente desastre producido por la talidomida, que había afectado a miles de niños y causado muchos abortos. Debido a este escándalo, la normativa sobre pruebas médicas se hizo más estricta y se impusieron nuevas restricciones en relación con los conflictos de intereses en medicina. El momento en que se redescubrió el DMSO no fue el ideal, ya que el ambiente político se mostraba reacio y exageradamente cauteloso. Aunque la talidomida nunca fue formalmente aprobada en Estados Unidos, una demanda presentada en 2011 contra el fabricante del fármaco alegó que más de mil doscientos médicos distribuyeron dos millones y medio de dosis a más de veinte mil personas en el país,[5] entre ellas muchas mujeres embarazadas.

Otros apuntan a que ninguna compañía farmacéutica podía aspirar a obtener una patente exclusiva (porque el DMSO es un compuesto natural) y, por tanto, no existía la posibilidad de tener un buen rendimiento económico. De hecho, Stanley Jacob, considerado el padre del DMSO, afirmó que «las controversias relacionadas con el DMSO no eran científicas, sino burocráticas y económicas». En una entrevista de *60 Minutes* realizada en 1980, el doctor Jacob afirmó que un directivo de una importante empresa farmacéutica le había dicho: «No me importa si el DMSO es el mejor fármaco de nuestro siglo; todos sabemos que en efecto lo es, pero no nos merece la pena invertir en él».[6] Y luego continuó diciendo que a pesar de que el DMSO podía competir con otras sustancias, las empresas no querían saber nada de él porque no podían ser propietarias del producto ni controlar su comercialización. J. Richard Crout, que en aquel momento era director de la Oficina de Alimentos y Medicamentos de la FDA, declaró «El DMSO es un compuesto seguro y de baja toxicidad [...] Creo que es un hecho real que las empresas farmacéuticas no están interesadas en invertir en un producto determinado si consideran que no va a reportarles beneficios económicos».[7]

El DMSO es el medicamento del pueblo. Es completamente natural y su precio es asequible. Está al alcance de todos, porque se ha permitido su comercialización como un producto solvente, aunque su uso ha sido restringido a la medicina veterinaria. La FDA lo autorizó como tratamiento para caballos y como un medicamento de uso tópico. Nos corresponde a nosotros compartir este conocimiento con otras personas, utilizar el DMSO y exigir que los médicos puedan tener acceso a este producto. Uno de los propósitos principales de este libro es divulgar el DMSO para que se sepa que hay mejores soluciones para los problemas de salud que utilizar fármacos supresores que tienen efectos peligrosos y, en ocasiones, también son adictivos. Alzar la voz para defender nuestros derechos y nuestra libertad para decidir sobre nuestra salud, en un mundo que está constantemente intentando reducir nuestras opciones en materia de asistencia sanitaria, es una tarea fundamental para todos nosotros.

Te invito a acompañarme en este viaje en el que exploraremos la sabiduría de los árboles.

CAPÍTULO 1

La química del DMSO

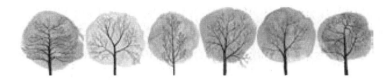

En la introducción nos hemos acercado un poco al DMSO, y nos hemos enterado de dónde procede y de qué manera puede interactuar con la materia orgánica. El DMSO es una pequeña molécula, un poco más grande que la molécula de agua, compuesta por átomos de carbono, hidrógeno, azufre y oxígeno. La molécula presenta una hermosa simetría. Contiene una unidad de azufre con un doble vínculo con una unidad de oxígeno, flanqueada a uno y otro lado por grupos metilo de carbono e hidrógeno (CH_3). Su configuración molecular nos recuerda al agua, que es conocida como el solvente universal. El mismo DMSO es un solvente, y ocupa el segundo puesto por detrás del agua. Debido a su tamaño, la sangre puede transportarlo fácilmente por todo el cuerpo. Se mezcla rápidamente con el agua y el alcohol, disuelve sustancias orgánicas e inorgánicas y es capaz de atravesar rápidamente las capas de la piel.

El DMSO tiene una polaridad singular, lo que significa que tiene dos caras, una que puede acoplarse a las moléculas solubles en agua y otra que puede acoplarse a las moléculas solubles en aceite. Por lo tanto, es anfifílico, es decir, tiene afinidad con el agua (hidrofílico) y con la grasa (lipofílico). Las sustancias anfifílicas también son llamadas surfactantes, y normalmente se utilizan en productos de limpieza. Si lo piensas, en realidad tiene sentido que el DMSO sea perfecto para fregar los platos y las encimeras, ¡y también para limpiar tu cuerpo!

En el agua, su polaridad puede alterar los espacios que hay entre sus propias moléculas, un fenómeno denominado conformación. El orden de esas moléculas y el espacio que hay entre ellas pueden determinar qué tipo de acción realiza el DMSO. Forma es función. Por ejemplo, cuando la configuración de las moléculas es maleable, el DMSO puede interactuar con las proteínas y moverse a través de ellas. Esta configuración maleable explica por qué es capaz de atravesar fácilmente la superficie de la piel. Esta es también una de las razones principales de sus propiedades analgésicas (calma el dolor). El DMSO en agua afecta a las membranas de las células nerviosas y reduce su sensibilidad, lo que a su vez disminuye las señales de dolor. Ahora comprendes por qué el DMSO es un remedio maravilloso para aliviar el dolor. Nos ocuparemos de este tema más detalladamente en próximos capítulos.

El vínculo entre el azufre y el oxígeno presente en el DMSO es también muy popular, y produce una interacción denominada atracción dipolo-dipolo.[8] Piensa en ello como si hubiera un polo negativo y otro positivo en cada uno de los extremos de un palo. Los dos extremos se atraen mutuamente, y también atraen otras energías positivas y negativas que impulsan su compleja danza de plegamiento. El palo se dobla para que ambos extremos se toquen, pero también para acoplarse a los extremos de otros palos. Esta interacción entre dipolos es esencial para que se produzca un efecto muy importante en la naturaleza, conocido como plegamiento de proteínas. Para realizar su función biológica, las moléculas de proteína deben plegarse hasta formar una estructura tridimensional característica. Las proteínas desplegadas están generalmente inactivas, pero en ocasiones pueden ser perniciosas. La forma en que una proteína se pliega depende de las interacciones dipolo-dipolo (los extremos del palo), y esa interacción entre dipolos que se produce en el DMSO puede explicar muchas de sus actividades biológicas en los organismos vivos. Pero volvamos atrás para ocuparnos de la facilidad que tiene el DMSO para moverse fácilmente a través de las membranas de las plantas y de la piel de las personas y los animales. El DMSO intercambia ubicaciones con las moléculas de agua que están unidas. Imagina dos hileras de bailarines que avanzan en sentido opuesto mientras cada bailarín va tomándose de las manos alternativamente con el bailarín con el que se cruza en su avance. Uno tras otro, se abren camino intercambiando apretones de manos con los nuevos compañeros. Así es como el DMSO se mueve a través de los tejidos, circulando intercambiando apretones de mano con el agua.

En 2017, científicos de la Universidad de Texas realizaron un estudio sobre los enlaces de hidrógeno que se forman entre el DMSO y el agua. Durante el estudio se descubrió que en bajas concentraciones el DMSO forma dos enlaces de hidrógeno con el agua, en concentraciones medias forma un solo enlace; y en concentraciones muy altas ignora el agua y se acopla a otras moléculas de DMSO.[9] Estos resultados ofrecen una valiosa información acerca de la dosis adecuada para una amplia gama de aplicaciones para la salud y para la industria. La dosis es siempre importante en medicina, pero considerando la química característica del DMSO es todavía más importante utilizar la dosis correcta. Hablaremos de este tema más adelante.

Otro aspecto interesante de la química del DMSO es que su punto de congelación y su punto de fusión son altos. El punto de fusión indica la temperatura en la cual un sólido se transforma en líquido; el punto de congelación es el momento en el cual un líquido pasa al estado sólido. Estas temperaturas deberían estar muy próximas a ser idénticas. Un dato asombroso es que el DMSO en estado puro se congela rápidamente a 18,5 °C, y que su punto de fusión es específicamente 19 °C. Suele suceder que en las noches de invierno el DMSO se solidifique incluso al calor del hogar. No hay motivo para preocuparse, volverá a su estado líquido después de permanecer un rato a una temperatura superior a 18,5 °C. No debes preocuparte por la posibilidad de que la sustancia se expanda y rompa el recipiente que la contiene, como puede suceder con el agua; el agua se expande a una velocidad doscientas treinta veces superior a la del DMSO cuando pasa de un estado líquido a uno sólido. Yo recomiendo almacenar el DMSO puro (99,995%) en un recipiente de vidrio. Aunque el producto es inerte, o no reactivo, cuando se guarda en recipientes fabricados con algunos plásticos como el polietileno tereftalato (PET, por sus siglas en inglés), si no estás seguro de con qué tipo de plástico se ha fabricado el recipiente, es mejor guardarlo en uno de vidrio.

DMSO como agente transdérmico

La palabra *transdérmico* significa atravesar la piel, de manera que todo lo que tenga propiedades transdérmicas puede pasar a través de la piel, y de los tejidos que hay debajo de ella, hasta llegar al flujo sanguíneo. El DMSO tiene propiedades transdérmicas y puede traspasar la piel de tres formas muy interesantes.

En primer lugar, puede intercambiar ubicación con las moléculas de agua.

En segundo lugar, puede provocar respuestas hidrofóbicas (lo que significa que repele el agua) e hidrofílicas (lo que significa que se mezcla con el agua) en los poros de la piel, debilitando las fuerzas electromecánicas y facilitando así que, junto con las sustancias que lleva consigo, puedan pasar a través de la piel.

En tercer lugar, en concentraciones superiores puede causar que las moléculas de grasa que se encuentran en las membranas celulares (denominadas ceramidas) pasen de un estado gelatinoso denso a un estado líquido y cristalino.[10, 11] En este estado, las ceramidas presentan propiedades líquidas, pero también tienen moléculas que se organizan de una forma semejante al cristal. El DMSO estimula este cambio de estado, lo que le permite atravesar las ceramidas, junto con todo lo que lleva consigo, y llegar hasta el tejido que está debajo de la piel. Es evidente que la concentración de DMSO aplicada sobre la piel afectará a la forma en la que la sustancia pasará a través de ella. Los repetidos cambios de estado de la ceramida fueron la causa del enrojecimiento y el engrosamiento de mi piel cuando probé por primera vez el DMSO. Diluir un poco más el producto en agua hubiera generado un movimiento dipolo-dipolo que habría causado menos cambios en mi piel.

Sulfas, sulfatos, sulfitos y azufre

Un dato curioso: es realmente imposible ser alérgico al azufre elemental. Este es un elemento vital para la vida en la tierra, y no contiene proteínas que puedan causar una reacción alérgica. Cuando las personas dicen que son «alérgicas» al azufre, lo que realmente quieren decir es que son alérgicas a los medicamentos, alimentos o proteínas que contienen este elemento. Es importante saber que la química del azufre elemental puro es diferente a la de las sustancias químicas que contienen azufre.

Los medicamentos que contienen azufre —como los antibióticos con sulfas (sulfonamidas)— o los conservantes conocidos como sulfitos —que se utilizan en vinos, frutos secos y otros alimentos— pueden causar una reacción a la histamina. Esto significa que cuando las histaminas son liberadas en el cuerpo se produce una reacción alérgica que desencadena síntomas, como por ejemplo, inflamación. Los sulfatos se utilizan en champús y en jabones corporales para producir más espuma, y algunas personas son muy sensibles a ellos. Los dos sulfatos más comunes son el lauril sulfato de sodio (LSS) y el lauril éter sulfato de sodio (LESS). Probablemente hayas visto un montón de envases de champús y acondicionadores en cuyas etiquetas se puede leer «sin sulfatos». Esto es cada vez más común hoy en día, y es de agradecer puesto que la ausencia de sulfatos es muy favorable para nuestro cabello y nuestro cuero cabelludo, y reduce la carga química de nuestro cuerpo.

Algunas personas son sensibles a los alimentos que tienen un alto contenido en azufre, por ejemplo, el ajo, la cebolla, el brécol y la coliflor. Es bastante común que esas personas tengan también otro tipo de problemas. Pueden ser deficiencias nutricionales, en especial una deficiencia del oligoelemento molibdeno, cuyas enzimas deben oxidar los compuestos de azufre, como los sulfitos y los sulfatos. Además, estos individuos también tienden a presentar un microbioma (compuesto por las bacterias que habitan en el intestino) desequilibrado. En general, quienes tienen estos problemas pueden sufrir mutaciones genéticas en algunos genes, como por ejemplo el *MTHFR* o *COMT*, y deberían evitar el consumo de ácido fólico sintético (presente en una amplia variedad de suplementos) y quizás tomar suplementos de metilfolato y metilcobalamina (vitamina B_{12}). También les recomendaría que tomaran suplementos de TMG o DMG (trimetiglicina o dimetilglicina) con el fin de aportar al cuerpo importantes grupos metilo. Los grupos metilo marcan el ADN, las proteínas y los aminoácidos para garantizar el plegamiento adecuado y dar soporte a otros procesos clave del organismo.

El consumo de DMSO no representa ningún problema para la mayoría de los individuos alérgicos a los medicamentos que contienen sulfas, a los sulfitos o a los alimentos ricos en azufre, porque, aparte del componente de azufre que contiene, el DMSO no tiene ninguna relación con estas sustancias.[12] Lo mismo puede decirse de otras sustancias que contienen azufre: MSM, ácido alfa lipoico, alicina (el principal ingrediente activo del ajo), sulfato de glucosamina (y su polímero natural condroitina), S-adenosilmetionina (SAMe) y varios antioxidantes valiosos, como por ejemplo el glutatión y la nacetilcisteína (NAC).

Grado de DMSO

Es importante saber que existen diferentes grados de DMSO, especialmente si estás pensando en utilizarlo para mejorar tu salud. Como indiqué anteriormente, hay dos grados principales, farmacéutico e industrial. El grado industrial debe llevar en su envase la advertencia de que el producto no es para uso humano. Si no estás seguro de la pureza de un determinado producto, lo más aconsejable es ponerse en contacto con el fabricante. El único grado que debe utilizarse en personas o animales es el grado farmacéutico, o el que tiene una pureza del 99,995%. Para alcanzar este porcentaje, el DMSO se trata con carbón activado al final del filtrado, con el fin de garantizar que no contiene impurezas.

En el grado industrial, el DMSO tiene muchas aplicaciones. Además de su uso como un aditivo de menor toxicidad para las formulaciones de productos decapantes, se emplea también en la formación de polímeros como un solvente reactivo y en agricultura para la síntesis de los ingredientes (por ejemplo, en la preparación de antimicóticos para las plantas). También se utiliza en aplicaciones de limpieza —como una opción no agresiva para el medioambiente, que sustituye a otras sustancias químicas que son tóxicas— y actúa de manera similar a los detergentes.

A pesar de su historia con la FDA, el grado farmacéutico del DMSO no puede decirse que esté infrautilizado, aunque su aplicación es limitada. Ahora se incorpora a varios productos reglamentados para el cuidado de la salud y a sistemas liberadores de fármacos (ver el capítulo ocho), especialmente como un excipiente (una sustancia que es inactiva y se utiliza como agente de carga, agente de dilución o vehículo para un fármaco activo). El DMSO estabiliza los productos formulados y puede disolver muchos materiales difíciles u «obstinados». Además, puede absorber alcoholes, grasas, minerales, vitaminas, aminoácidos y carbohidratos sin dañarlos.[13] Todas estas propiedades lo convierten en un producto muy útil en aplicaciones médicas y farmacéuticas.

¿Recuerdas lo que comentamos sobre la historia del DMSO? Los científicos hallaron que tenía la propiedad de proteger las células y los tejidos humanos de los daños provocados por el congelamiento. Por este motivo, el grado farmacéutico del DMSO se utiliza en el trasplante de órganos, ya que estos se conservan en hielo. Ayuda a proteger del congelamiento a las células del órgano mientras este permanece en el hielo. Cuando se añade al agua, reduce su punto de congelación de forma significativa. En algunos casos, preparar el organismo utilizando el DMSO ayuda a prevenir muchos de los efectos secundarios más comunes y reduce las complicaciones posquirúrgicas, por ejemplo los daños producidos por la radiación.[14] En otros casos, el DMSO puede potenciar la eficacia de un medicamento o tratamiento.

Podría llenar muchos libros con información acerca de la combinación del DMSO con diversos medicamentos o sustancias naturales. Puede utilizarse por vía externa para abrir los tejidos de la piel, o por vía interna para aportar nutrientes, sustancias derivadas de plantas, productos homeopáticos o cualquier otro tipo de medicinas. El DMSO puede transportar esas sustancias hacia el flujo sanguíneo, y más allá de la barrera hematoencefálica. Esto favorece que el cuerpo tenga mayor acceso a cualquier sustancia a la que se acople el DMSO o a cualquier material que transporte. Si puedes imaginar todas las combinaciones posibles del DMSO, ¡te darás cuenta de que ies un tema muy amplio! En este libro me he centrado en los remedios más importantes que pueden utilizarse en casa. El DMSO se combina bien con la mayoría de ellos, y su futuro puede ser muy brillante si nos encargamos de fomentarlo.

Otras formas de DMSO

Además de sus usos industriales y farmacéuticos, el DMSO se encuentra de forma natural en muchos de los alimentos que consumimos habitualmente, como por ejemplo té, café, vino, espárragos, almejas, tomates, leche y maíz cocido.[15] Se ha aislado esta sustancia en el aceite de menta verde, en la leche desnatada en polvo, en la cebada malteada y en aguas naturales. Es el producto final del metabolismo de las algas (el resultado de la asimilación de nutrientes y de su conversión en otros materiales). Es excretado a través de nuestra orina en pequeñas cantidades, y también se encuentra en la orina de otros mamíferos. Esto significa que durante el embarazo y la lactancia, el feto o el bebé están expuestos a pequeñas cantidades de DMSO.

Conclusión

Ahora que estás más familiarizado con el DMSO, con su química característica, sus diversas aplicaciones y su interesante historia, vamos a ver cómo podemos utilizarlo de manera segura y adecuada. También voy a explicarte algunos aspectos importantes del cuerpo humano para que las aplicaciones sugeridas cobren más sentido. No hay nada que temer del DMSO. Muchas personas se han acercado a mí para decirme que les preocupaba la posibilidad de no estar usándolo de la manera correcta o incluso para manifestar su miedo a utilizarlo. Siempre digo que realmente es un producto muy seguro. Saber es poder, y la sabiduría aplicada siempre es mejor que las conjeturas. En cuanto comprendas lo que debe y no debe hacerse con el DMSO, podrás emplearlo con toda tranquilidad en todo tipo de aplicaciones. Se convertirá en un aliado para una amplia variedad de dolencias.

CAPÍTULO 2

Principales acciones del DMSO

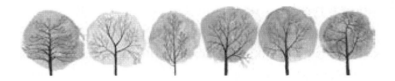

La crisis curativa

A pesar de que el DMSO ha sido considerado como un fármaco, en realidad es un compuesto curativo natural que se encuentra en la naturaleza, tanto en las plantas como en los alimentos. A diferencia de los compuestos sintéticos, que pueden suprimir síntomas (en vez de curarlos) o sobrecargar el organismo, la mayoría de las sustancias naturales estimulan la capacidad innata del cuerpo para curarse. La clave para todos los medicamentos, sean sintéticos o naturales, es aplicarlos de la manera adecuada y conocer la dosis correcta.

Todos sabemos que cualquier sustancia, incluidas las medicinas que tenemos en casa y tomamos para paliar padecimientos diarios, puede ser mal utilizada o ingerida en dosis excesivas. Dependiendo de su estado de salud, las personas pueden experimentar hipersensibilidad o, por el contrario, no manifestar ninguna respuesta tomando la misma dosis. Esto se debe a que nuestros cuerpos son únicos. Lo mismo puede decirse del uso del DMSO. Quienes tienen más probabilidades de sufrir una «reacción» cuando comienzan a utilizar el DMSO son aquellos cuyos cuerpos han acumulado todo tipo de residuos medioambientales, materiales de desecho de los alimentos y metales pesados, y que no hacen ejercicio físico, no ingieren suplementos y tampoco gestionan adecuadamente su estrés. Durante los más de diez años que he dedicado a enseñar a la gente a cuidar su salud, he observado esta respuesta una y otra vez. Esta «reacción» o proceso de desintoxicación, también conocido como crisis curativa, se produce cuando el cuerpo es estimulado para iniciar la curación. Y para que el proceso se ponga en marcha, es preciso eliminar primero los residuos acumulados en el organismo.

Muchos de mis clientes tienen los riñones y el hígado congestionados. Estos órganos son dos de las rutas principales de filtrado y eliminación de residuos. Es posible que al utilizar el DMSO, o cualquier otro producto natural, experimenten síntomas de desintoxicación o una reacción patógena negativa (también llamada reacción Herxheimer). Los síntomas pueden ser muy variados, aunque los más comunes son jaquecas, náuseas, cansancio, erupciones en la piel, alteraciones intestinales, distensión abdominal y cambios del estado anímico. En casos extremos, aunque raros, he visto reacciones a la histamina, picazón, edemas o urticaria, y cambios en la tensión sanguínea y en la frecuencia cardíaca. Una reacción tan intensa solo puede producirse porque el DMSO se está mezclando con alguna otra sustancia del cuerpo, y el organismo reacciona frente a esta mezcla. No puedes ser alérgico a los componentes simples del DMSO, que son carbono, hidrógeno, oxígeno y azufre, porque entonces serías alérgico a tu propio cuerpo. Como ya he mencionado, el DMSO no contiene proteínas complejas que puedan desencadenar una reacción del organismo. Hay que tener en cuenta que mientras el cuerpo se está curando se producen síntomas de desintoxicación. En mi calidad de médica holística, mi trabajo está enfocado en ayudar al cuerpo para que haga lo que necesita de la manera correcta. Este es un principio central de la curación holística.

¿Fármaco o medicina natural?

Ningún fármaco puede ofrecer al organismo los elementos básicos (denominados bioquímicos) que activan nuestros sistemas metabólicos, reconstruyen nuestras células y tejidos, y eliminan los materiales de desecho. En realidad, la mayoría de los fármacos pueden causar deficiencias nutricionales. Por ejemplo, hablemos de los populares medicamentos que contienen estatinas y se utilizan para reducir el colesterol. En 1998 un estudio descubrió que estos fármacos causan deficiencias de la coenzima Q10, o CoQ10, que es vital para la función cardíaca.[16, 17] La CoQ10 también se conoce como ubiquinona, porque es ubicua en animales y en la mayoría de las bacterias. Por ser un importante antioxidante, resulta vital para la producción de energía en las células, específicamente en las células del músculo cardíaco. No obstante, la mayor parte de los individuos que toman un fármaco a base de estatinas no toman un suplemento de CoQ10, a pesar de que en 2002 el doctor Julian Whitaker solicitó a la FDA que se incluyera la CoQ10 en la composición de los fármacos que contienen estatinas.[18] Además, al menos desde 1990 sabemos que las estatinas reducen la cantidad de CoQ10 natural del cuerpo.[19]

Las deficiencias nutricionales son solamente uno de los muchos efectos secundarios que puede causar el uso de un fármaco. Las sustancias naturales no suelen provocar dichos niveles de deficiencias nutricionales, porque trabajan conjuntamente con el cuerpo y contienen materiales que son necesarios para este. El DMSO, por ejemplo, proporciona al organismo grupos metilo (que consisten en carbono e hidrógeno, dos componentes básicos de la vida), azufre elemental y oxígeno.

También se producen otros efectos secundarios cuando hay sistemas orgánicos que ya no pueden funcionar adecuadamente porque el fármaco está anulando una señal que indica que se aumente o se reduzca la producción de un determinado producto final bioquímico. En general, cuando se elabora más de lo necesario, la señal demanda reducir los niveles del producto final. Por el contrario, cuando el producto final empieza a mermar, la señal reclama un nuevo aumento de la producción. Este control permite al organismo mantener todas sus funciones en equilibrio. Sin embargo, cuando el fármaco anula la señal, esta ya no es capaz de hacer su trabajo y los niveles del producto final se pueden descontrolar. Este proceso puede generar desequilibrios orgánicos, como dolores musculares, problemas de memoria y otros problemas neurológicos.[20]

Nunca se ha demostrado que el DMSO induzca síntomas que se acerquen ni siquiera mínimamente a los que pueden producir ciertos fármacos, como por ejemplo las estatinas, que se siguen recetando a los pacientes.[21] Puedo dar muchos ejemplos de la tendencia imperante a prescribir fármacos para regular la tensión sanguínea, acetaminofeno (más conocido como paracetamol) para bajar la fiebre y calmar el dolor, corticosteroides para tratar una gran variedad de dolencias, antibióticos y muchos otros medicamentos. Me resulta muy frustrante que una sustancia segura, efectiva, fácil de administrar y con un precio asequible, como es el DMSO, no se haya divulgado públicamente.

El DMSO combinado con fármacos

Utilizar el DMSO mientras se toma cualquier tipo de fármacos puede ser peligroso, porque la acción combinada sumada a la singularidad de cada individuo puede ser impredecible. Aunque el DMSO es seguro cuando se administra con la dosis correcta y de forma aislada, como ya hemos visto puede actuar como un catalizador para que otros medicamentos puedan acceder más fácilmente al organismo. No te recomiendo usar el DMSO si estás tomando otros medicamentos. Te aconsejo que antes de introducir ningún cambio en tu protocolo de medicación, lo consultes con tu médico de familia o con un farmacéutico.

Se ha registrado solamente un caso de fallecimiento relacionado con el DMSO. En la década de 1960 en Irlanda, una mujer que había estado tomando antibióticos y ansiolíticos tuvo una reacción anafiláctica al DMSO. Aun así, continuó utilizándolo a pesar de esa reacción negativa.[22] Su muerte fue una tragedia muy desafortunada que se podría haber evitado. La reacción que tuvo esta mujer a la histamina debería haber sido una señal evidente para que dejara de tomar el producto.

Por lo general, se debería evitar combinar el DMSO con cualquier tipo de fármaco, pero en caso de hacerlo se debería tener la máxima precaución. No obstante, no debería utilizarse nunca junto con diuréticos. Esto se debe a que el DMSO es en sí mismo un diurético, y es peligroso combinar dos diuréticos. Dado que el DMSO tiene afinidad con el agua, cualquier medicación que altere la función renal no debería tomarse junto con él. Sin embargo, la mayoría de los estudios han mostrado que el DMSO tiende a asumir una función protectora en presencia de la mayoría de los fármacos. Es verdad que en la industria farmacéutica, el DMSO se emplea para apoyar fármacos activos por tratarse de una sustancia inactiva. También se usa para concentrar o diluir determinadas sustancias químicas. Por lo tanto, el DMSO puede ser útil también en combinación con algunos fármacos para potenciar su acción y poder utilizar una dosis inferior a la necesaria. He dedicado el capítulo cinco a las combinaciones del DMSO que pueden utilizarse para potenciar otras terapias y remedios naturales.

El DMSO y otros productos naturales

Como ya hemos visto, el DMSO se absorbe rápidamente a través de la piel. Como la piel tiene barreras que son solubles tanto en agua como en aceite, la naturaleza bipolar del DMSO le permite atravesar esas capas rápidamente. Dicho esto, la tasa de absorción depende de cada individuo, y las personas de tez clara tienden a mostrar una mayor sensibilidad, enrojecimiento y picor en la piel cuando el DMSO atraviesa dichas barreras.

El DMSO allana el camino para que puedan atravesar la piel moléculas de mayor tamaño, como pueden ser los aceites esenciales, «consiguiendo que las capas interiores de la piel y los tejidos subyacentes sean accesibles de forma reversible, en ocasiones incluso a un nivel nanoscópico».[23] Esto significa que el DMSO facilita el acceso de los materiales al interior del organismo a través de la piel y también que dichos materiales la atraviesen desde el interior hacia el exterior, por ejemplo para empujar las toxinas hacia el exterior con el fin de eliminarlas. La escala nanomolecular indica un tamaño muy pequeño de partículas; por el hecho de ayudar a las nanopartículas a atravesar las células, el DMSO se utiliza en la investigación para transferir partículas de ADN de tamaño minúsculo a las células.[24] Teniendo en cuenta las características especiales del DMSO, la combinación de este producto con sustancias naturales —como pueden ser vitaminas, minerales, sustancias vegetales o incluso homeopáticas— abre un nuevo nivel de valor terapéutico, que es más amplio del que produce el DMSO cuando se utiliza solo. En mi opinión, el límite para crear combinaciones útiles de DMSO para curar todo tipo de problemas de salud es el cielo.

Principales propiedades terapéuticas del DMSO

El DMSO tiene propiedades muy específicas y potentes para los seres humanos, los animales y las plantas, algunas de las cuales ya he mencionado. A continuación, presento una lista resumida de dichas propiedades; me ocuparé detenidamente de algunas de ellas siguiendo el orden de presentación en la lista:[25]

- Tiene propiedades antimicrobianas.
- Es un relajante muscular.
- Aumenta la producción de glóbulos blancos y macrófagos, células importantes para el sistema inmunitario.
- Incrementa la permeabilidad de la membrana celular, favoreciendo la eliminación de toxinas.
- Es radioprotector, y reduce los efectos mutagénicos y letales de los rayos X.
- Impide que la enzima colinesterasa descomponga la acetilcolina, un importante neurotransmisor.
- Es un excelente desintoxicante de metales pesados: se une al aluminio, mercurio, cadmio, arsénico y níquel, y los elimina a través de la orina y el sudor.
- Es un analgésico eficaz, ya que bloquea los nervios que conducen las señales de dolor.
- Posee propiedades crioprotectoras. Ayuda a conservar células madre, células de la médula ósea y órganos (protege de las lesiones producidas por el congelamiento o durante el transporte del órgano), y protege de los daños durante la cistitis intersticial y la radioterapia para el cáncer (ambos usos han sido aprobados por la FDA).
- Es un agente bacteriostático, lo que significa que inhibe el crecimiento de bacterias.

- Actúa como diurético.
- Tiene propiedades relajantes para los músculos.
- Reduce la inflamación y la hinchazón, al afectar a las sustancias químicas inflamatorias.
- Mejora el suministro de flujo sanguíneo en las zonas lesionadas al dilatar los vasos sanguíneos y reducir la viscosidad de la sangre.
- Aumenta el suministro de oxígeno para las células.
- Es un potente buscador de radicales libres, y transporta estas sustancias a través de los órganos de excreción.
- Es transdérmico, penetra fácilmente a través de la piel y de la barrera hematoencefálica, y se introduce en el flujo sanguíneo.
- Protege las células del daño mecánico más rápidamente que los fármacos.
- Tiene un efecto calmante sobre el sistema nervioso central.
- Actúa como portador para otros fármacos y suplementos, y potencia sus efectos; por ejemplo, los medicamentos empleados en quimioterapia, los corticosteroides, los antibióticos y la insulina causan menos efectos no deseados y pueden utilizarse en cantidades mucho más pequeñas.
- Tiene propiedades antinociceptivas,[*] lo que significa que reduce la sensibilidad a cualquier estímulo peligroso o dañino.

---

[*] N. de la T.: El término *antinocicepción* se refiere a la reversión o alteración de los aspectos sensoriales de la intensidad del dolor.

- No es tóxico y tiene un perfil terapéutico incuestionablemente seguro.

Actúa como un agente antiinflamatorio

La inflamación es una respuesta frente a la lesión de un tejido. Las consecuencias de una inflamación que se produce debajo de la piel son enrojecimiento, calor, hinchazón, dolor y una reducción funcional. ¡Por lo general, la inflamación solo resulta incómoda! Afortunadamente, el DMSO es un excelente agente antiinflamatorio que ayuda a eliminar marcadores biológicos específicos, tales como las citoquinas, la histamina, la bradiquinina, las prostaglandinas y los leucotrienos, y acelera la reparación de tejidos. Los científicos descubrieron por primera vez su acción antiinflamatoria mientras realizaban experimentos.[26, 27] Su teoría era que este mecanismo beneficioso podría deberse al efecto del DMSO sobre las vías de las prostaglandinas (moléculas de grasa presentes prácticamente en todos los tejidos humanos), que son las sustancias clave de los procesos inflamatorios. Estas moléculas de grasa, que funcionan como una hormona, derivan del ácido araquidónico, un ácido graso omega 6 que favorece la reparación de los tejidos musculoesqueléticos y que también se encuentra en forma abundante en el cerebro. No obstante, demasiado ácido araquidónico puede producir daños e inflamación en los tejidos, además de una agravación posterior de los síntomas. Las personas cuya dieta es rica en grasa animal presentan una mayor producción de ácido araquidónico, y este combinado en exceso o de forma no equilibrada con los ácidos grasos omega 3, 6 o 12 puede producir inflamación crónica y otros problemas de salud.

Entonces, ¿de qué manera puede el DMSO ayudar en el tratamiento de las reacciones inflamatorias? Como ya he mencionado, el DMSO tiene un efecto sustancial sobre las vías de la prostaglandina.[28] En primer lugar, ayuda a ensanchar las arterias (vasodilatación) e impide su estrechamiento (vasoconstricción), acciones que fomentan un mejor flujo sanguíneo. Para que se produzca la curación siempre es necesario que las zonas del cuerpo lesionadas reciban un mejor flujo sanguíneo, puesto que la sangre esparce los desechos y favorece la entrada de los mediadores de la curación.

En segundo lugar, el DMSO aumenta la producción de una molécula denominada AMPc, muy importante en la formación de plaquetas.[29] Las plaquetas son necesarias para que la sangre se coagule con el fin de evitar y detener las hemorragias. Es muy importante que esas plaquetas no se agrupen inadecuadamente formando coágulos que puedan provocar derrames o lesiones cerebrales. Es en este campo donde el DMSO puede resultar muy beneficioso, ya que fomenta la fabricación de plaquetas pero no su aglutinación. El DMSO también disminuye la producción de una molécula llamada tromboxano, cuya función es estrechar los vasos sanguíneos. Cuando el DMSO reduce esta molécula, los vasos sanguíneos se abren (o dilatan), permitiendo que fluya más sangre hacia una determinada zona del cuerpo. Cuando el flujo sanguíneo es más abundante, aumenta el suministro de nutrientes, la eliminación de desechos, la comunicación entre células, y se potencia la curación. De manera que el DMSO tiene efectos sobre tres vías (vasodilatación, vasoconstricción y separación de plaquetas) relacionadas con la formación de coágulos y la estimulación del flujo sanguíneo. Solo a partir de estas acciones podemos comprobar lo potente e importante que es el DMSO en muchos problemas de salud.

Y si esto no fuera suficiente, el DMSO es un producto antiinflamatorio natural no esteroide (AINE). Esto significa que actúa de forma muy semejante a la aspirina: ambos trabajan bloqueando las prostaglandinas y controlando los «interruptores de encendido y apagado» de ciertas células que regulan la inflamación y el dolor.[30, 31, 32] El DMSO es incluso mejor que la aspirina, porque también detiene o ralentiza la conducción de fibras nerviosas.[33] Estas fibras nerviosas son nervios sensoriales que transmiten las señales de dolor al cerebro.[34] Son no mielínicas, es decir, son unas fibras pequeñas del sistema nervioso central que no tienen una cubierta o vaina de mielina. Mientras que las aspirinas y otras AINES se consideran tóxicas para el estómago, pueden causar úlceras e irritación y daños en los ojos (degeneración macular) y en los cartílagos, el DMSO no produce ninguno de dichos efectos. El DMSO incluso puede ayudar en los casos de trastornos de dolor musculoesquelético, si se aplica correcta y regularmente durante un determinado periodo de tiempo.

¿Antioxidante o prooxidante?

El DMSO es una sustancia fascinante que tiene la capacidad de eliminar especies de oxígeno reactivo (EOR) que pueden perjudicar al cuerpo igual que los radicales libres; además, oxidan ciertos tejidos que deben ser destruidos (por ejemplo, las células cancerosas). En consecuencia, debemos comprender de qué manera las dosis pueden afectar a la acción química del organismo y utilizar la dosis apropiada para cada problema de salud.

El DMSO puede actuar como un antioxidante o prooxidante suave o fuerte, dependiendo del porcentaje empleado, del pH del tejido que lo absorbe y de la salud del usuario. Un antioxidante puede ser perjudicial, porque podría impedir que las respuestas celulares naturales respondan al estrés acrecentando su defensa antioxidante (aumentando la respuesta frente a un estímulo). Por ese motivo, el efecto negativo de un antioxidante se denomina efecto prooxidante.[35] El objetivo de la prooxidación son las células dañadas, y este proceso desencadena la muerte celular programada, que en ocasiones puede ser deseada y en otras condiciones puede resultar inapropiada. Por ejemplo, las úlceras por presión de los talones mostraron que una aplicación de DMSO al cinco por ciento producía peor resultado que el de los controles.[36] En ese estudio, el DMSO actuó como un prooxidante, muy probablemente debido al bajo porcentaje utilizado para la acción requerida. En dosis suficientemente altas, el DMSO tiene fama de ser el rey de los antioxidantes. Ocupa el lugar del agua dentro de una célula viva, por lo cual es capaz de destruir los radicales libres intracelulares. Ningún otro antioxidante puede hacer eso.[37] Reduce directamente la producción de radicales libres hidroxilos, como se ha demostrado en un estudio realizado con varias muestras de tejidos.[38] En un estudio sobre lesiones pulmonares se halló que el DMSO al 0,02% era un potente antioxidante.[39] Cuando se utiliza como oxidante, siempre es sensato tomar determinadas vitaminas y minerales para neutralizar los radicales libres que puede producir el DMSO. Yo recomiendo consumir vitaminas A, E, C, B_1 y B_6, y también los minerales zinc y selenio. Hoy en día, suelo sugerir a todos mis pacientes que tomen un complejo vitamínico B por la mañana después del desayuno, para potenciar la energía y favorecer la desintoxicación.

Atraviesa la barrera hematoencefálica

En 1982 se realizó un estudio con ratones a los que se les inyectó de un diez a un quince por ciento de DMSO y un rastreador enzimático (que se utiliza como marcador biológico) que normalmente es incapaz de atravesar la barrera hematoencefálica. No obstante, más adelante se detectó su presencia en el cerebro de los animales, lo que significa que el DMSO favoreció que el rastreador atravesara la barrera.[40] Esa fue una evidencia importante de que el DMSO pasa a través de la barrera hematoencefálica, y permite que otras moléculas entren en el cerebro. Esta acción tiene enormes implicaciones para el tratamiento de varias enfermedades cerebrales, entre ellas lesiones, tumores y derrames. El hecho de que el DMSO permita que los medicamentos empleados en quimioterapia accedan al cerebro debería persuadir a los profesionales que se ocupan de esta rama de la medicina para que lo emplearan de forma más amplia. Sin embargo, el DMSO generalmente no se utiliza, lo que vuelve a poner de relieve hasta qué punto se ha excluido la divulgación de esta sustancia. Hablaremos más de este tema en próximos capítulos del libro.

Protege de los daños producidos por la radiación y promueve la reparación del ADN

De todas las cualidades del DMSO, esta es la que encuentro más fascinante. Es simplemente asombroso que una sustancia tenga la capacidad de impedir los efectos dañinos de la radiación ionizante (que transporta energía suficiente para romper los enlaces moleculares y añadir iones a los átomos, una energía muy superior a la de la radiación no ionizante) en el ADN. Todos hemos aprendido en el colegio que la radiación es peligrosa: produce radicales libres, algunas veces denominados moléculas inflamatorias, que dañan las células que forman nuestros órganos, glándulas, músculos y huesos. La radiación ionizante causa que las células envejezcan más rápidamente y se distorsionen o muten, lo que da como resultado malformaciones congénitas, anemia, cánceres (como por ejemplo la leucemia) y otras enfermedades.

Antes de explicar de qué manera el DMSO puede promover la reparación del ADN después de una radiación, vamos a hacer un repaso rápido sobre el ADN. Probablemente recuerdes que en las clases de ciencia del instituto nos enseñaron que el ADN consiste en una doble hélice portadora de la información de nuestra estructura genética. Su correcta función es vital para la vida. En nuestras células, el ADN se transcribe al ARN mensajero. El ARN lleva la información a los ribosomas que están en el interior de la célula, una especie de minifactorías que crean una cadena de aminoácidos en un proceso llamado traslación. Estas cadenas se pliegan para convertirse en proteínas que son esenciales para todos los sistemas orgánicos.

Las hebras del ADN pueden romperse —de hecho, miles de ellas lo hacen diariamente— pero el cuerpo trabaja para reparar el daño. Estas roturas pueden producirse debido a un estrés mecánico sobre la célula, la radiación ionizante o un daño químico, por ejemplo daños en los radicales libres provocados por especies de oxígeno reactivo (EOR). Si el ADN está deteriorado, se puede perder la importante información genética que es necesaria para producir nuevas células. Afortunadamente, el cuerpo tiene varios mecanismos disponibles para reparar el ADN.

La rotura de las hebras simples y dobles puede producirse en la doble hélice del ADN. Se ha demostrado que el DMSO puede acelerar la reparación de ESTA ROTURA y prevenir el daño generado por la radiación ionizante.[41] Ayuda a prevenir el daño producido por la radiación incrementando los niveles de glutatión (GSH). Si los niveles de la forma activa del GSH presente en el cuerpo disminuyen por debajo del setenta por ciento, se produce una disfunción celular que provoca una enfermedad. El GSH garantiza que las EOR creadas por la radiación no tengan la capacidad de dañar las células.

Recurrir a una aplicación corporal de DMSO o ingerirlo antes de someterse a un tratamiento que incluya la radiación puede ser una decisión sabia para prevenir daños en el ADN y los efectos secundarios perniciosos de los radicales libres.[42] Además, los efectos protectores contra la radiación pueden evitar que se formen úlceras causadas por la radioterapia empleada en el tratamiento convencional del cáncer.

El DMSO también es una ayuda después de haberse sometido a un tratamiento con radiación. Mantengo la opinión de que cuando sea preciso exponerse a la radiación, cuanto antes podamos aplicar el DMSO, mucho mejor. Para exposiciones menores, como una mamografía o una tomografía computarizada de la cabeza, aconsejo lo siguiente: combinar una cucharadita de DMSO 99,995% puro con unos 150 mililitros de agua destilada o zumo. Beber diariamente durante siete días.

Para exposiciones a una radiación superior, como puede ser una tomografía computarizada de cuerpo completo, se puede utilizar una dosis mayor de DMSO. Suelo recomendar el siguiente procedimiento: aplicar DMSO al ochenta por ciento sobre todo el cuerpo lo más pronto posible. Diluir 30 mililitros de DMSO puro en 30 mililitros de agua destilada o zumo. Beber esta mezcla de 60 mililitros dos veces al día. La combinación de estos dos tratamientos podría aliviar los efectos secundarios de la radiación, y ayudar a curar el ADN dañado. No obstante, el uso del DMSO como prevención es mucho más efectivo que intentar reparar los daños *a posteriori*.

Imaginemos que los empleados de plantas nucleares, los radiólogos, las tripulaciones de vuelos o los trabajadores de minas de hierro y uranio conocieran los beneficios del DMSO, que este pudiera utilizarse como parte de la estrategia de seguridad y salud en el lugar de trabajo con el propósito de prevenir los daños producidos por la radiación. Este es un objetivo por alcanzar, y tengo la esperanza de que en estas industrias alguien se comprometa a hacer algo al respecto.

Restringe la proliferación de bacterias

El DMSO también ha demostrado tener propiedades bactericidas, lo que significa que restringe la proliferación de bacterias. Esto favorece que el sistema inmunitario gestione la situación de forma adecuada. En un estudio sobre esta sustancia se concluyó que una concentración de DMSO al veinte por ciento controla el crecimiento de las bacterias *E. coli*, *Staphylococcus aureus* y *Pseudomonas*.[43] Otros estudios también han hallado que el DMSO tiene propiedades antimicóticas y antiparasitarias.[44]

Las bacterias resistentes a los antibióticos son un problema cada vez mayor en los hospitales, porque son responsables de aumentar la morbilidad, prolongar las estancias hospitalarias y encarecer los tratamientos.[45] Muchos antibióticos atacan a las bacterias desactivando una proteína que es esencial para ellas. Las bacterias llegan a ser resistentes a los ataques de dos formas diferentes. Una es a través de un cambio genético destinado a estimular la proteína y provocar su mutación, para que el antibiótico ya no sea capaz de reconocerla. Y la otra es aumentar la producción de esa proteína con el fin de que haya una mayor cantidad. Añadir DMSO a los antibióticos permite revertir la resistencia de las bacterias, y de esta forma el fármaco vuelve a ser efectivo contra ellas.[46]

Aumenta la vasodilatación

Una de las propiedades importantes del DMSO es su reactividad exotérmica, lo que significa que produce calor cuando entra en contacto con otra sustancia, en particular con el agua. No todas las reacciones exotérmicas se consideran terapéuticas, pero la reactividad del DMSO puede ser significativa.[47] En un estudio sobre el DMSO se halló que la aplicación tópica aumenta la temperatura de la piel, así como también la temperatura de las capas de tejido que hay debajo de la piel.[48] Los investigadores dedujeron que esta era una reacción de las células y los tejidos para liberar calor, y podría significar una vasodilatación. De modo que el enrojecimiento que generalmente observamos con la aplicación tópica del DMSO también es un indicador de vasodilatación.

Entonces, ¿qué es la vasodilatación y por qué es tan importante? Dicho de forma simple, la vasodilatación es el ensanchamiento (también conocido como dilatación) de los vasos sanguíneos. Esto sucede de forma natural cuando haces ejercicio, cuando te encuentras en un ambiente donde hace calor e incluso cuando bebes alcohol. La vasodilatación es importante porque puede reducir la tensión arterial y al mismo tiempo aumentar el flujo sanguíneo en diferentes partes de tu cuerpo.

Con estas propiedades tan promisorias, no debería sorprendernos que el DMSO pueda utilizarse como un potente tratamiento preventivo para los derrames cerebrales y también como primeros auxilios en una situación de emergencia. En realidad, esta acción en particular del DMSO es lo que lo convierte en un producto muy apreciado en el tratamiento de las jaquecas y los derrames cerebrales, conocidos también como apoplejías. Muchos problemas cardíacos se deben a una falta de suministro de oxígeno en los tejidos, y la vasodilatación y el suministro de oxígeno van de la mano. Un accidente cerebrovascular puede deberse a un bajo nivel de oxígeno (hipoxia) o a una falta total de suministro de oxígeno (anoxia). Existen diferentes tipos de derrames cerebrales. Un accidente cerebrovascular hemorrágico se produce cuando un vaso sanguíneo se rompe y sangra dentro del cerebro. En este caso, se debería utilizar el DMSO como primeros auxilios y administrarlo en una dosis alta, inyectado o por vía oral.

Se ha sugerido que el DMSO puede reducir el suministro de oxígeno mediante un efecto inhibidor sobre las mitocondrias, orgánulos celulares que producen energía en forma de trifosfato de adenosina (ATP).[49] En un experimento realizado con la sustancia, un aumento de la glucólisis (o respiración celular) compensó la pérdida de energía provocada por la ralentización de la actividad oxidativa después de la perfusión del tejido cerebral con DMSO.[50] Con este procedimiento el organismo empieza a quemar más glucosa para producir más energía, y aumenta la presencia de oxígeno en el flujo sanguíneo. De este modo el DMSO hace que el cuerpo piense que no tiene suficiente oxígeno, ¡y entonces se pone en movimiento para producir más!

Cura heridas y úlceras

El DMSO es excelente para curar heridas. Reduce las EOR, una causa de destrucción celular que provoca la muerte de los tejidos (necrosis) y problemas en la creación de úlceras. Por ejemplo, en las escaras por decúbito, también llamadas úlceras por presión, hay una gran cantidad de EOR. Se ha demostrado que utilizar el DMSO antes de que las úlceras se formen completamente puede detenerlas, y aplicar DMSO sobre las escaras que ya se han formado acelera su curación.[51] Es frecuente que el tejido que presenta úlceras por presión carezca de flujo sanguíneo en la zona afectada, ya sea en la parte exterior o interior del cuerpo. El DMSO repara el tejido, permite que la sangre fluya hacia una zona dañada e introduce en el tejido otras sustancias acopladas a él para acelerar la reparación. En el caso de las escaras por decúbito, el DMSO promueve el transporte de la sangre hacia los vasos sanguíneos locales para estimular el proceso de curación.

Las úlceras y las heridas son lesiones específicas de los tejidos, y podemos utilizar el DMSO cada vez que observemos una lesión en un tejido.[52] Este tipo de lesiones normalmente comienzan por una falta de flujo sanguíneo debido a una mala nutrición, una intoxicación, una inflamación o una lesión física como la que puede producirse en un accidente. El DMSO ha demostrado ser eficaz en el tratamiento de la esclerodermia, los eccemas alérgicos, la dermatitis de contacto, la artritis reumatoide y el síndrome de dolor. Cada una de estas afecciones produce daños en los tejidos derivados de una inflamación persistente.[53]

CAPÍTULO 3

Precauciones con el DMSO

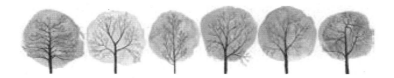

El conocimiento es poder. El uso correcto del DMSO garantiza un resultado más efectivo. Aunque la probabilidad de que cause daño es mínima, siempre debemos actuar con sensatez y precaución cuando utilizamos cualquier tipo de medicamentos. En este capítulo he incluido la mayor cantidad posible de detalles, con el propósito de que estés bien informado y, por lo tanto, te sientas más seguro al utilizar el DMSO.

Irritación de la piel

Los problemas más comunes de los que oigo hablar en relación con el DMSO son la sensación de calor, el enrojecimiento, la descamación, el picor, la hinchazón o la sensación de quemazón (todos ellos síntomas transitorios) que puede causar en la piel. En cuanto a los efectos secundarios, la mayoría de ellos son de poca importancia. Para atenuar los síntomas, puedes reducir el porcentaje de DMSO que utilizas. Siempre debes ajustar los porcentajes sugeridos en este libro a tu tipo de piel y a tu cuerpo, dependiendo de las reacciones que observes. Algo que hay que tener en cuenta es que el DMSO también puede producir reacciones al entrar en contacto con las tintas de los tatuajes, así que nunca lo apliques sobre uno de ellos. El DMSO puede provocar que la tinta penetre más profundamente en el cuerpo, lo que tal vez cause efectos no deseados ya que la mayoría de las tintas para tatuajes son tóxicas.

Un compañero natural para el DMSO es la planta suculenta aloe vera. Probablemente sepas que el aloe está indicado para tratar las quemaduras de sol y también es conocido por sus propiedades antiinflamatorias. Su efecto refrescante elimina el calor y el enrojecimiento que puede causar el DMSO. Con frecuencia, la combinación de DMSO y aloe vera se comercializa como un gel de DMSO, con una proporción de noventa por ciento de DMSO y diez por ciento de zumo de gel de aloe vera, sin conservantes. Aunque algunas personas pueden tolerar bien el DMSO al noventa por ciento, creo que esta dilución no es necesariamente ideal. En general, para aplicaciones tópicas el rango más conveniente está entre el cuarenta y el ochenta por ciento. El extremo inferior de ese rango es aconsejable para animales, o para la piel sensible como la de la cara, mientras que el extremo superior del rango es adecuado para la piel más gruesa, o más dura, como la de las plantas de los pies.

Hemos aprendido que el DMSO aumenta el riego sanguíneo de la piel (vasodilatación), lo que explica el enrojecimiento que se produce cuando se usa la sustancia con la dosis adecuada. El enrojecimiento desaparece poco después, normalmente entre cinco y veinte minutos más tarde. Ten en cuenta que no suelo recomendar el uso reiterado del DMSO sobre la piel en diluciones superiores al ochenta por ciento. Porcentajes más altos pueden causar un tipo diferente de enrojecimiento debido a la hinchazón y al engrosamiento de la piel. Este efecto secundario no deseado se debilitará, y la piel volverá a su aspecto normal unos días después de haber dejado de utilizar el DMSO de alto porcentaje.

En algunas ocasiones es indicado aplicar el DMSO al 99,995%. Yo suelo hacerlo ocasionalmente para tratar pequeñas heridas, granos, espinillas o tejido cicatricial. He escuchado muchos comentarios sobre el uso del producto en su máxima concentración, y muchas personas lo emplean con buenos resultados. No obstante, para evitar la descamación y el engrosamiento de la piel suelo desaconsejar la aplicación reiterada del DMSO en su máxima concentración sobre la misma zona.

La sensibilidad individual al DMSO puede variar considerablemente. Tengo clientes que comentan que altos porcentajes no les han causado ninguna irritación, mientras que otros afirman que han experimentado picores, ardor, sensación de quemazón y hormigueo, y que lo han pasado muy mal. He descubierto que las hormonas pueden influir en la sensibilidad al producto. Cuanto más altos son los niveles de estrógenos, más sensible es el individuo. Por ejemplo, las mujeres pueden notar que tienen diferente sensibilidad en distintos momentos de su ciclo menstrual. Si encuentras que una solución al setenta por ciento te produce irritación, entonces rebájala en un diez por ciento y pruébala. Si aún sigue resultándote irritante, sigue probando hasta que encuentres un porcentaje que puedas tolerar. Una solución al cuarenta por ciento es la mínima concentración que deberías utilizar para uso tópico. No obstante, hay que tener en cuenta que si la piel es extremadamente sensible podría ser necesario emplear un porcentaje inferior al cuarenta por ciento.

Cuando se utiliza por primera vez una sustancia, siempre es sensato aplicar una cantidad reducida en una pequeña zona de la piel, como si fuera un parche de prueba, normalmente en la parte interna de la muñeca. Así podrás conocer tu nivel de sensibilidad al DMSO y al porcentaje que estás empleando. Cualquier enrojecimiento, picor, hormigueo o sensación de quemazón debería remitir después de alrededor de diez minutos, aunque el enrojecimiento puede tardar hasta veinte minutos en desaparecer por completo. Este es el tiempo medio que el DMSO necesita para atravesar la barrera de la piel. Nunca he leído ni oído de ningún caso en el que se haya experimentado una erupción o un sarpullido de larga duración después de utilizar el DMSO.

Piel limpia

Cuando uses el DMSO por vía tópica, debes asegurarte de que la zona de aplicación esté limpia y que no haya ningún material sobre la piel, ya que cualquier sustancia que entre en contacto con el DMSO puede ser potencialmente transportada al interior del cuerpo. De modo que debes limpiar la piel con agua y jabón, y secarla con una toalla limpia, o también puedes ducharte antes de utilizar el producto. Lavar concienzudamente la zona siempre debería ser el primer paso antes de aplicar el DMSO.

Si has sudado después de hacer ejercicio, debes eliminar completamente los restos de sudor que quedan sobre la piel antes de aplicar el DMSO. La piel es porosa, y es un órgano de eliminación. Muchos residuos se eliminan a través de ella, en especial a través del sudor. Debes considerar que el sudor contiene toxinas que no deberían ser reabsorbidas. Para más seguridad, te aconsejo que te duches después de haber sudado intensamente si vas a utilizar el DMSO.

Conocí el caso de una mujer que experimentó una reacción con mi espray de DMSO para el crecimiento del cabello (ver «Fórmula para el crecimiento del cabello y el cuidado del cuero cabelludo», en el capítulo seis) después de practicar ejercicio físico intenso. Lo había estado utilizando sin ningún problema durante cinco días, pero en una ocasión que volvía de correr decidió emplearlo cuando todavía no había dejado de sudar. Se puso en contacto conmigo cuando comenzó a sentir que los ojos le picaban y comenzaban a hincharse ligeramente. Después de haber descartado otras cuestiones, deduje que debía de haber reabsorbido toxinas a través de la piel al aplicarse el DMSO en el cabello después de haber sudado debido al ejercicio físico. ¡Fue una buena lección para aprender que el organismo tiene el poder de eliminar residuos y que el DMSO tiene el poder de volver a llevarlos al interior del cuerpo!

Los mecánicos que se ensucian las manos con grasa o cualquier persona que trabaje en una industria donde los residuos pueden terminar en la piel deben tener gran cuidado de lavar cuidadosamente sus manos. Una de las formas más efectivas de hacerlo es utilizar un jabón de aceite de coco puro, que tiene la propiedad de eliminar la grasa, el hollín y cualquier otra suciedad de la piel. Si prefieres no tocar directamente el DMSO o se lo estás aplicando a otra persona o a un animal y no quieres absorber ningún residuo, debes aplicarlo con un pincel de cerdas naturales o con un bastoncillo de algodón biológico. Solo debes asegurarte de que las cerdas del pincel sean naturales y no sintéticas, ya que el DMSO disuelve muchos materiales sintéticos.

Reacciones de desintoxicación

Al empezar a utilizar el DMSO es sensato hacerlo paulatinamente. Una vez que superes con éxito la prueba del «parche de la piel», puedes comenzar a usarlo siguiendo el protocolo más adecuado para tu problema específico de salud (ver el capítulo cuatro). Tu nivel individual de salud o enfermedad determinará las respuestas de curación al DMSO.

También quisiera aconsejar precaución a aquellas personas que han estado consumiendo sustancias químicas a través de alimentos procesados, organismos modificados genéticamente (OMG), alimentos tratados con pesticidas o herbicidas, alcohol, gaseosas, cafeína, azúcar refinado, colorantes alimentarios y otros aditivos, tabaco o cannabis. Cuando comienzan a utilizar el DMSO, o su derivado el metilsulfonilmetano (MSM), el ritmo de eliminación de estas sustancias químicas se acrecienta. El hígado es el principal órgano responsable de eliminar toxinas. Utilizar altas dosis de DMSO cuando el cuerpo está lleno de toxinas puede sobrecargar el proceso enzimático del hígado. En este caso, las toxinas secundarias pueden volver a circular por el flujo sanguíneo y el sistema linfático, fomentando síntomas que en conjunto se conocen como crisis curativa (ver la página 37). Dichos síntomas incluyen fatiga, alteraciones intestinales, distensión abdominal, náuseas, dolor de cabeza, erupciones en la piel y cambios de humor. Cuando los cuerpos están llenos de toxinas no siempre es posible evitar totalmente una crisis curativa, lo único que se puede hacer es aliviar los síntomas. Beber abundante agua destilada pura, o tratada con ósmosis inversa, suele reducir hasta cierto punto los efectos. Lo ideal es descansar y ayunar, porque esto ayuda a que el hígado haga su trabajo más eficazmente.

Entonces, ¿de qué manera desintoxican el cuerpo el DMSO y el MSM? El organismo utiliza los elementos sulfurosos de estas sustancias de distintas formas. Una de ellas es a través de la vía hepática, como acabo de mencionar. El hígado utiliza el DMSO para crear glutatión (GSH), un antioxidante muy potente que contiene tres aminoácidos o tripéptidos: glutamato, lisina y cisteína. Un estudio ha demostrado que el MSM, un derivado del DMSO, eleva los niveles de GSH en un ochenta por ciento, lo que beneficia al cuerpo de diversas maneras.[54] La deficiencia de GSH implica un riesgo de daño oxidativo para las células y el ADN.[55] Cuando está presente en niveles suficientes, el GSH protege contra la producción de radicales libres, reduce la inflamación crónica, colabora con la salud cardíaca, y ayuda a eliminar metales pesados y otras toxinas presentes en el cuerpo.

Olor del DMSO

El DMSO puro es prácticamente inoloro, pero cuando se combina con otras sustancias, es posible detectar el azufre a través del sentido del olfato. Una vez dentro del cuerpo, el DMSO comienza a metabolizarse o a descomponerse, lo que modifica su constitución. Cuando se convierte en DMS (sulfuro de dimetilo) a través de este proceso de descomposición (denominado reducción), desprende un olor sulfuroso que se asemeja al del ajo, las cebollas o las ostras. Los individuos metabolizan el DMSO de forma diferente dependiendo de diversos factores, por ejemplo el contenido de agua del cuerpo. Algunas personas no emanan olor a DMSO, ¡mientras que otras pueden hacer que se vacíe una habitación! He escuchado muchas quejas sobre el olor del aliento o de la piel de un cónyuge que está utilizando el DMSO; lo más habitual es que produzca mal aliento. Afortunadamente, hay formas de solucionarlo.

Una de mis recomendaciones es administrar el DMSO solamente por vía tópica para tratar la piel, y el MSM por vía interna (ver los detalles en el capítulo cuatro). A pesar de que al aplicar tópicamente el DMSO se puede sentir inmediatamente su sabor en la boca, el olor producido por la descomposición del azufre presente en el DMS no se expele tanto en el aliento. Usado por vía oral, especialmente para una infección dental o de las encías, el DMSO puede producir olor «a podrido». Con todo, emplearlo para tratar una infección bucal puede ser una buena idea a pesar del olor, porque detiene por completo el desarrollo de las bacterias. Si el olor resulta desagradable para ti, o para las personas de tu entorno, te sugiero que hagas el tratamiento por la noche antes de irte a la cama. Por la mañana, el olor habrá disminuido.

El aceite esencial de gaulteria es muy indicado para reducir o enmascarar el olor que produce el DMSO cuando se degrada en el cuerpo. Sugiero preparar un colutorio bucal añadiendo una gota de aceite de gaulteria a unos 30 mililitros de agua, enjuagarse durante unos treinta segundos y luego escupirla. Los aceites esenciales no se deben ingerir. Puedes utilizar este enjuague bucal todas las veces que sea necesario para controlar el olor. Asegúrate de que el aceite que estás utilizando sea aceite esencial cien por cien puro, y no un aceite aromático, ni ningún otro producto que sea sintético.

Tengo otra teoría para compartir. Se basa en la cadena de oxidación de dos etapas que es realizada por los sistemas enzimáticos del organismo y que da como resultado el MSM, también llamado DMSO2.[56] En el laboratorio, una de las sustancias utilizadas para oxidar esta reacción es el peróxido de hidrógeno. Mi teoría es que usar varias veces al día un enjuague bucal formado por cinco gotas de peróxido de hidrógeno de grado alimenticio y 30 mililitros de agua pura y al mismo tiempo ingerir DMSO fomenta el proceso de oxidación y reduce el olor. ¡Esto podría salvar tu matrimonio! Solo debes asegurarte de no tragar el peróxido de hidrógeno de grado alimenticio. No te olvides de escupirlo.

Lo que resulta fascinante en relación con el olor del DMSO no es solamente las variaciones que se dan en los individuos que lo consumen, sino también las diferencias que se observan en las personas de su entorno que perciben el olor. Aquellos cuya sangre contiene un mayor nivel de cobre tienen más conciencia del olor a azufre. El DMSO ayuda a equilibrar el exceso de cobre en el organismo al estimular la producción de aminoácidos que contienen azufre y aumentar los niveles de glutatión; ambos son los que unen y eliminan el cobre. Cuantas más personas de tu entorno consuman DMSO, tanto mejor será para todos. Si los miembros de tu familia se quejan del olor que emanas pero no quieren utilizar el DMSO, puedes sugerirles que comiencen a tomar zinc, manganeso y hierro, ya que todos ellos compiten con el cobre.

A menudo me preguntan si se puede utilizar DMSO inoloro. El DMSO puro al 99,995% es inoloro. El hecho de que muchas veces el producto lleve una etiqueta que dice «inoloro» lleva a pensar a los consumidores que eso significa que no emanarán ningún olor después de consumirlo. Y este no es el caso. Cualquier empresa que afirme que su DMSO es «inoloro» está equivocada. Como ya he explicado, el DMSO se metaboliza en el cuerpo y al cambiar su constitución genera olor. ¡Ninguna empresa puede garantizar que el DMSO no originará olor mientras tu cuerpo lo metaboliza!

Sabor del DMSO

El DMSO es una molécula asombrosa que tiene muchos beneficios, pero también es un compuesto de azufre, y el sabor del azufre es muy amargo. Yo lo comparo con el sabor de las bandas elásticas. Reconozco que eso no suena muy agradable, pero no permitas que te desanime. Merece la pena tomarlo por todos los beneficios que reporta.

Por lo general recomiendo diluir el DMSO en agua destilada y zumo de gel de aloe vera sin conservantes, aunque muchos de mis clientes prefieren diluir la dosis en zumo de naranja o de pomelo para enmascarar su sabor. Algunos optan por utilizar zumo de tomate o de uva. Yo he probado varias opciones y puedo decir que cualquier zumo de frutas cítricas, u otros zumos de sabor fuerte, resultan efectivos.

Me fascina que se pueda sentir el sabor del DMSO casi inmediatamente después de haberlo aplicado sobre la piel. En cuanto entra en el flujo sanguíneo, prácticamente llega a todos los sistemas orgánicos al cabo de aproximadamente una hora. La pregunta sigue en pie. ¿El sabor se transmite por absorción a través de la sangre que lo transporta hacia la lengua, y luego desde ella hacia los nervios? ¿O son los nervios los que transmiten el sabor directamente hacia y desde el cerebro?

Periodos de descanso

El DMSO emana de los poros de la piel entre las veinticuatro y las cuarenta y ocho horas de su aplicación, y tarda en torno a siete días en desaparecer completamente del cuerpo. Aunque su historial de seguridad es impecable, es recomendable hacer descansos cuando se utiliza a largo plazo. Estos descansos favorecen la eliminación de los metabolitos que se han acumulado en el organismo. Si empleas el DMSO diariamente, te sugiero que dejes de tomarlo un día cada mes. Después de seis meses de consumo diario, descansa una semana para que el organismo pueda limpiarse de residuos. Otra sugerencia: al principio usa el DMSO diariamente y descansa los fines de semana.

Precisión de la dosis

Cuando se trata de utilizar el DMSO, la dosis es importante; hacerlo de manera eficaz requiere un poco de autoaprendizaje. Imagino que mientras lees este libro te vas dando cuenta de su importancia. Los porcentajes y la aplicación del DMSO varían dependiendo del problema de salud. Algunos clientes me han comentado que estaban tomando tres gotas de DMSO en un vaso de agua cada día, y no advertían ninguna diferencia. Esto no debe sorprendernos porque esa dosis es demasiado baja. Las gotas únicamente se utilizan de esta forma para favorecer la absorción del dióxido de cloro (CDS, por sus siglas en inglés), un tema que abordaré más adelante. También tengo clientes que afirman haber utilizado el DMSO al 99,995% sobre la piel sin notar ningún cambio. Esto se debe a que no es la forma correcta de aplicarlo. Para que una aplicación tópica sea eficaz es preciso diluir DMSO en agua pura en un porcentaje de entre el cuarenta y el ochenta por ciento. Algunas dolencias requieren una dosis inferior, otras una dosis superior. Esto depende de la cantidad de agua que es necesaria para que el DMSO penetre en los tejidos. Si el tratamiento es para partes del cuerpo que tienen menor contenido en agua, como por ejemplo los tendones, es mejor diluirlo un poco más. Te ayudaré a definir la dosis en otros capítulos del libro.

En nuestro materialista mundo moderno tendemos a pensar que más es mejor. Te pido que dejes a un lado esta idea cuando se trata de determinados medicamentos. La homeopatía es un ejemplo clásico de «menos es más», y este concepto también se aplica al DMSO en porcentajes y diluciones. Recuerda que obtendrás los mejores resultados si das con la dosis correcta para tus problemas específicos de salud y si eres constante.

Uso durante el embarazo

Se ha investigado muy poco sobre el consumo del DMSO durante el embarazo, pero como sabemos que incluso pequeñas cantidades de alcohol y cafeína pueden provocar abortos o defectos congénitos, es prudente evitarlo durante la gestación. No obstante, conozco varias mujeres que han utilizado MSM mientras estaban embarazadas, y yo misma lo hice sin sufrir ningún efecto secundario adverso. De todos modos, hasta que tengamos más información, es una buena idea evitar el uso del DMSO y del MSM durante el embarazo. Utilizar el DMSO mientras tomas anticonceptivos es totalmente adecuado. Como la relación entre esta sustancia y la lactancia no se ha investigado mucho, es mejor no utilizarla durante esta etapa. Teniendo en cuenta que algunos de los alimentos que consumimos contienen DMSO, se pueden administrar pequeñas cantidades del producto solamente una vez al día, por ejemplo con una crema para la piel a base de DMSO al veinte por ciento o con una concentración inferior.

Riesgos para los niños

Yo mantengo que los bebés y los niños pueden utilizar el DMSO en pequeñas cantidades. No obstante, no es recomendable inyectárselo ni utilizarlo en dosis altas durante periodos prolongados. No hay suficientes pruebas sobre esta cuestión.

En el entorno clínico, el DMSO se utiliza para la crioconservación de órganos y células madre que se usarán para trasplantes en niños (y también en adultos). Sin embargo, las dosis altas y las inyecciones de

DMSO no son apropiadas para los niños porque el tejido de su sistema nervioso se divide rápidamente.[57] Por otra parte, trasplantar células madre crioconservadas a niños puede causar apoptosis (una especie de muerte celular) y también se ha dado un caso de leucoencefalopatía (una enfermedad que se produce en la materia blanca del cerebro).[58] Presta especial atención a la parte donde se explica que los síntomas son reversibles. Tal vez en ese caso el DMSO estaba intentando proteger al cuerpo de células extrañas que estaban causando otros daños genéticos en el organismo. El edema de la materia blanca se observó en una jovencita de dieciséis años que había sido sometida a una intervención quirúrgica, y tenía una gran variedad de agentes quimioterapéuticos en su flujo sanguíneo. ¿Acaso su sistema inmunitario estaba funcionando adecuadamente? Lo más probable es que no fuera así, ya que estaba luchando contra el cáncer.

Con respecto a los casos mencionados, solo podemos especular ya que parecen discrepar del increíble éxito que hemos observado en los tratamientos con DMSO. Yo lo he utilizado con mi propia hija en pequeñas dosis —entre el veinte y el cuarenta por ciento para uso tópico, y el ochenta por ciento para controlar la formación de caries— con excelentes resultados y sin ninguna repercusión negativa. Debo aclarar que mi hija no estaba tomando ningún fármaco. No obstante, al considerar la posibilidad de introducir cualquier cambio en un tratamiento médico, debes consultar primero con un profesional experimentado.

DMSO y recetas farmacéuticas

Por lo general, un enfoque holístico de la salud se contrapone al uso de medicamentos recetados. Un tratamiento holístico trabaja con el cuerpo: lo ayuda, lo escucha, le aporta energía a través de la nutrición, lo guía hacia lo que realmente el cuerpo desea hacer, lo desintoxica y colabora con las funciones orgánicas. Un enfoque convencional trabaja en su contra, esforzándose por detener sus procesos, enmascarar síntomas y ocultar problemas de salud. Mezclar fármacos con remedios naturales puede suponer muchos riesgos, ya sea porque trabajan en direcciones opuestas o porque su efecto sinérgico es demasiado extremo.

Por ejemplo, comparemos el consumo del fármaco metformina para la diabetes de tipo 2 con la desintoxicación del páncreas y el hígado mediante un tratamiento holístico. La metformina daña estos órganos; por el contrario, la desintoxicación ayuda a repararlos. Ambas acciones entran en conflicto y son incompatibles. Comparemos también el hecho de tomar un fármaco para combatir la hipertensión con el consumo de vitamina C, ácidos grasos omega 3 y magnesio, con el propósito de alcanzar el mismo objetivo. Estos nutrientes reducen de forma natural la viscosidad de la sangre, y por ello pueden hacer que la tensión sanguínea descienda de forma suave y natural. Sin embargo, si se mezclan los fármacos hipotensores con los nutrientes es posible que la tensión sanguínea baje demasiado.

El DMSO contribuye a que todo lo que consumes o bebes tenga mayor acceso al interior del cuerpo. Todavía no contamos con una información completa sobre esta sustancia, y por este motivo debemos ser cautos, específicamente cuando la combinamos con un medicamento. Por otra parte, mezclar DMSO con medicina natural parece aumentar la acción de las vitaminas, los minerales y las sustancias derivadas de las plantas y las homeopáticas, que han demostrado ser extremadamente seguras. Los fármacos dañan los sistemas orgánicos, como el hígado y los riñones, y además agotan nuestros recursos nutritivos, así que debemos ser prudentes.

DMSO y alcohol

Quiero hacer hincapié en la importancia de no consumir alcohol mientras se utiliza el DMSO. El alcohol es un conocido carcinógeno (clase 1) y es tóxico para el hígado, de manera que se opone al objetivo de mejorar la salud. Aun así, hay mucho que aprender acerca del DMSO cuando se estudia su interacción con el alcohol.

En la década de 1960 se realizó un estudio para comprobar los efectos del alcohol y del DMSO en diversas combinaciones. Los resultados observados fueron muy diferentes dependiendo del momento en que se habían consumido ambas sustancias.[59] Esta relación temporal no solo es muy interesante, sino también muy instructiva. Cuando los sujetos del estudio ingirieron alcohol y DMSO al mismo tiempo, el DMSO protegió al cuerpo de los efectos dañinos del alcohol. Cuando se administró a ratones dosis letales de alcohol junto con DMSO, este último redujo la mortalidad del cincuenta al treinta y siete por ciento. No obstante, el alcohol no afectó a las dosis letales de DMSO cuando se invirtieron las cosas. El DMSO actuó como protector en la relación temporal simultánea. Sin embargo, cuando se administró primero DMSO y se dejó pasar una hora antes de suministrar la dosis letal de alcohol, la mortalidad se duplicó. Cuando se administró primero el alcohol y una hora más tarde el DMSO, el aumento de la mortalidad se multiplicó por cuatro. La sincronización lo es todo.

En otro estudio, el sabor a ajo del DMSO desapareció por completo cuando se administró simultáneamente DMSO y una dosis pequeña de coñac.[60] Este hallazgo accidental permitió que los investigadores comprendieran que el alcohol entorpece la expiración del metabolito DMS, inhibiendo su formación cuando el DMSO se descompone en el cuerpo. El DMS es el responsable del mal aliento. Cuando el alcohol se consumió una hora después de la aplicación del DMSO, se produjo el efecto contrario: el olor y el sabor fueron aún más pronunciados. Cuando se consume alcohol y se deja pasar un poco de tiempo antes de ingerir DMSO, el olor del alcohol se disipa en el aire de la respiración, aunque químicamente todavía puede estar en el aire. Cuando se utiliza primero el DMSO y luego se consume alcohol, el DMSO inhibe la deshidrogenasa que se encuentra en el hígado, una enzima que metaboliza el alcohol.[61]

El DMSO se ha utilizado en medicina veterinaria desde la década de 1960.[62] De hecho, los veterinarios estaban bastante entusiasmados con esta sustancia cuando apareció por primera vez en escena. Hay una historia de los últimos años de la década de 1990 sobre un hombre que trabajaba en una granja de Ontario, mi provincia de origen en Canadá. El joven utilizó sus manos sin protección para aplicar copiosas cantidades de DMSO a los caballos de la granja durante dos días. Más tarde, consumió entre seis y siete botellas de cerveza a lo largo de seis horas. Normalmente, su cuerpo hubiera sido capaz de metabolizar el alcohol durante todas esas horas, pero sucedió que la policía lo detuvo por conducir erráticamente y no superó la prueba de alcoholemia. Si este joven hubiera bebido mayor cantidad de alcohol, podría haber experimentado una intoxicación etílica.[63] La moraleja de esta historia es: ¡no bebas cuando consumas DMSO!

Debes tener en cuenta que el DMSO produce el mismo efecto cuando se combina con otras sustancias, entre ellas la insulina, los corticosteroides y la atropina.* Sin embargo, cuando estas sustancias se mezclan correctamente pueden producirse interacciones positivas que requieren menos fármacos, y ofrecen mayor acceso al tejido o sistema orgánico que se pretende sanar.

Reactividad con materiales

El DMSO disuelve algunos plásticos y reacciona con varias sustancias como, por ejemplo, ciertos tipos de silicona.[64] Es fundamental no mezclarlo con esos materiales. El DMSO es seguro o no reactivo con los siguientes plásticos:[65]

- Polietileno de alta densidad (PEAD).
- Polietileno de baja densidad (PEBD).
- Nailon.
- Politereftalato de etileno (PET).
- Polipropileno (PP).
- Politetrafluoroetileno (PTFE).

No es compatible, o es solo parcialmente compatible, con:[66]

- Policarbonato.

---

* N. de la T.: La atropina pertenece a un grupo de medicamentos denominados anticolinérgicos, que reducen la producción de saliva y las secreciones de los bronquios, ayudan a que los músculos se relajen (como los del intestino) e incrementan el latido del corazón.

- Poliestireno (PS).
- Policloruro de vinilo (PVC), flexible y rígido.

Para generalizar, los plásticos más duros no reaccionan con el DMSO, pero sí lo hacen los plásticos más suaves como el isopor (una forma de PS). La mayoría de los fabricantes almacenan el DMSO puro al 99,995% en recipientes de vidrio. Eso es exactamente lo que yo hago. Por lo general, intento utilizar recipientes de vidrio para guardar mis fórmulas y recipientes de PET para las combinaciones que contienen un veinticinco por ciento o un porcentaje inferior de DMSO. Y cuando empleo pulverizadores de polipropileno nunca uso soluciones que superen el cincuenta por ciento.

Si tienes implantes de silicona, no te recomiendo utilizar dosis altas de DMSO. Debes emplear concentraciones bajas y aplicarlo lo más lejos posible de la zona donde se encuentra el implante. A pesar de que el DMSO solo es ligeramente reactivo a la silicona, es mejor tener precaución.

Cualquier persona que en el pasado se haya aplicado bótox en la cara, o en cualquier otra parte del cuerpo, puede recurrir al DMSO para curar el daño producido por el producto y conseguir que el efecto desaparezca. Si actualmente estás utilizando bótox, ¡no debes usar el DMSO!

Almacenamiento correcto

El DMSO es sensible a la luz, de modo que es importante guardarlo en un recipiente oscuro, o al menos alejado de la luz solar directa siempre que sea posible. Una buena opción es guardarlo en una despensa fresca y oscura lejos de otras sustancias.

La temperatura ideal para el almacenamiento es de entre 15 y 30 °C. El DMSO puede congelarse a 18 °C, de manera que no debes sorprenderte si en un día frío encuentras que tu DMSO puro al 99,995% se ha transformado en hermosos cristales. El hecho de que se congele no altera ni daña el producto. Sin embargo, si quieres que siempre esté listo para usar deberás mantenerlo a la temperatura adecuada. Yo prefiero guardar el DMSO encima de la nevera, cubierto con un paño para protegerlo de posibles daños producidos por la luz.

El DMSO es higroscópico, lo que significa que atrae a las moléculas de agua en un proceso denominado absorción. Esta es otra razón para guardarlo en un recipiente de vidrio hermético. Si dejas el DMSO en un recipiente abierto, a la mañana siguiente el volumen habrá aumentado; esto se debe a que atrae el agua que está presente en el aire.

Otras precauciones

El DMSO puede acelerar la curación de heridas y atenuar la formación del tejido cicatricial, aunque algunas personas afirman que no debe utilizarse sobre heridas infectadas. Después de haber hecho una investigación exhaustiva, no he conseguido encontrar ninguna prueba concluyente que indique que es mejor evitar su uso. Sabemos que el DMSO es bacteriostático, lo que significa que detiene el desarrollo bacteriano. Por lo tanto, no debería existir ninguna preocupación en relación con la posibilidad de que una herida se infecte debido a su uso. Un estudio argentino halló que el DMSO combinado con agentes antibióticos y antiinflamatorios era capaz de curar la mayoría de las úlceras infectadas de la piel de los participantes.[67] ¡Estos resultados fueron muy promisorios! Debes tener muy en cuenta que al aplicar el DMSO en heridas profundas puedes sentir dolor, pero ese dolor remitirá al poco tiempo. Cuando hay toxinas producidas por quemaduras causadas por sustancias químicas, o por contacto con un roble o una hiedra venenosos, el DMSO tiene el potencial de favorecer el acceso al interior del cuerpo. En consecuencia, es prudente no emplear el producto en estas situaciones. También ha habido algunas advertencias relativas a su utilización para tratar picaduras de insectos.

Yo he tenido mi propia experiencia aplicando el DMSO para curar infecciones. Un hombre con el que trabajaba se hizo una herida en el empeine del pie. El zapato rozaba la zona afectada e impedía su curación, y el hombre terminó por tener el pie tan hinchado e infectado que era incapaz de calzarse el zapato. Le indiqué que se aplicara un producto que yo misma preparaba, una solución de DMSO al ochenta por ciento combinado con nutrientes y aloe vera. Él me hizo caso, y luego me informó que la hinchazón había disminuido al cabo de una hora de la aplicación, y a la mañana siguiente consiguió calzarse. La herida se curó rápidamente sin dejar cicatrices. El hombre estaba muy impresionado por el alcance de la curación, especialmente porque su herida había estado completamente abierta.

Cuando empecé a utilizarlo, cada noche me aplicaba una fórmula de DMSO al ochenta por ciento combinado con aloe vera y otros nutrientes (que contenían yodo, vitamina C, MSM, un complemento del grupo de vitaminas B y magnesio) en la cara y en el cuello después de mi limpieza facial. Al cabo de dos días observé que tenía algo semejante a un quiste o a una espinilla de acné en el cuello, justo por encima de las glándulas paratiroides, que se encuentran detrás de la tiroides. A pesar de que me pareció raro, porque nunca había tenido ninguna mancha ni nada similar en el cuello, seguí usando el DMSO. Al tercer día, la zona afectada se había extendido, luego la piel se abrió y comenzó a drenar un material con aspecto de cuajada. Esto se prolongó durante aproximadamente diez días. Jamás había experimentado nada semejante. En ningún momento me alarmé; simplemente acepté lo que estaba sucediendo y continué aplicándome DMSO. La piel seguía drenando, pero nunca sentí dolor y la zona tampoco se infectó.

Más tarde, la piel dejó de drenar, comenzó a curarse y al cabo de unas pocas semanas el problema se había resuelto como si nunca hubiera existido y sin dejar rastros de cicatrices ni decoloración. Creo que el DMSO favoreció que mis glándulas paratiroides se deshicieran de algún tipo de toxinas y se curaran expulsándolas directamente a través de la piel, lo que en este caso fue la vía de eliminación más eficaz. Esto me maravilló. Fue una de mis primeras experiencias personales con el DMSO, y quedé totalmente fascinada con esa sustancia que de alguna manera parecía tener un nivel muy alto de sofisticación.

Cuando empecé a experimentar con el DMSO, aprendí una lección difícil. Me había frotado insistentemente las manos con el producto, y luego me toqué la lengua para sentir su sabor. Enseguida sentí como si estuviera quitando el óxido de alguna superficie; de alguna manera mi lengua se había llenado de óxido a los pocos minutos de usar el DMSO. Me preocupó mi torpeza, pero gracias a este experimento accidental tuve la oportunidad de aprender algo muy valioso. Podía percibir el sabor del óxido (del aluminio) en la boca y la punta de la lengua se me adormeció. ¡El DMSO, que es así de potente, había favorecido que el óxido penetrara en mis tejidos! Para contrarrestar los efectos de adormecimiento, decidí consumir una dilución de CDS en agua, que terminó siendo muy efectiva. Si bien la FDA ha desaconsejado el uso del CDS, yo te animo a obtener más información sobre este compuesto leyendo las investigaciones realizadas por el doctor Andreas Kalcker y Jim Humble. Sé que hay muchos lectores que han conocido el DMSO gracias al CDS ¡y estoy convencida de que son dos de los remedios más efectivos que hay en la tierra para una amplia gama de aplicaciones! Te animo a continuar investigando y aprendiendo, y también a seguir compartiendo este importante conocimiento.

Es aconsejable no guardar el DMSO cerca de ninguna sustancia tóxica, ya que este podría absorber ese material. Además, no debes guardarlo cerca del yodo, pues puede tornarse de color amarillo. Evita las sustancias tóxicas y asegúrate de usar productos de limpieza, cremas y lociones, maquillaje, etc., que sean naturales

No debes tener miedo de utilizar el DMSO. Simplemente toma precauciones, realiza ajustes basados en tus propias reacciones y recuerda que debes dejar pasar un poco de tiempo entre la aplicación del DMSO y el uso de cualquier sustancia que pueda ser cuestionable (como por ejemplo, un perfume o un producto de belleza que no sea natural). El DMSO se absorbe al cabo de unos diez minutos, pero sus efectos sobre la barrera que forma la piel pueden mantenerse entre una y tres horas, dependiendo del tono y tipo de tu piel. Esto significa que la barrera está más abierta a la absorción. Si te salpicas accidentalmente con cualquier producto tóxico, debes lavar inmediatamente la zona con agua.

También recomiendo evitar el uso tópico del DMSO antes de ir a nadar en una piscina que contenga cloro.

Las piscinas generalmente contienen hipoclorito de sodio o lejía industrial, lo que genera muchos metabolitos durante su descomposición. Cuando la barrera de la piel está abierta, el cuerpo es vulnerable a estos metabolitos tóxicos. Después de nadar en una piscina, debes ducharte concienzudamente y esperar al menos una hora antes de aplicarte DMSO.

Reacción al DMSO

Es muy importante que dejes de usar inmediatamente el DMSO si experimentas cualquiera de los siguientes síntomas de reacción alérgica: problemas respiratorios, picores, hinchazón de la cara, sarpullido o ronchas. Estos síntomas indican que el cuerpo no es capaz de expresarse adecuadamente y realizar las funciones que está fomentando el DMSO. En este caso, es preciso hacer un tratamiento de desintoxicación antes de volver a tomar DMSO. Imagina al cuerpo intentando eliminar una toxina que no tiene a dónde ir. ¿Qué podría suceder? Tendría que identificar el material como un veneno y asegurarse de que esa sustancia tóxica no va a producir más daños. Necesitaría traer sangre a la zona afectada para que pudiera producirse este proceso.

La histamina es un compuesto a base de nitrógeno que es vasodilatador (aumenta el flujo sanguíneo) y acrecienta la inflamación. También actúa como un neurotransmisor, que transfiere información al sistema nervioso. Tu organismo está trabajando para detectar el problema y resolverlo rápidamente. Algunas personas secretan grandes cantidades de histamina, y esto puede tener un efecto amenazante para la vida. Sin embargo, si tienes una predisposición a las alergias puedes preparar por anticipado una antihistamina simple y natural. Esta receta procede de la doctora Janice Joneja, que tiene más de treinta años de experiencia en el campo de las reacciones bioquímicas e inmunitarias relacionadas con las alergias y las intolerancias alimentarias.[68]

Antihistamínico natural

1 cucharada de bicarbonato de sodio
1 cucharada de bicarbonato de potasio (disponible en la mayoría de las farmacias. Si fuera necesario, también se puede usar cremor tártaro)

Mezclar bien y guardar en un recipiente hermético. Para utilizar, disolver media cucharadita en agua tibia y beber la mezcla. Los síntomas deberían remitir con bastante rapidez. Si los síntomas no se han resuelto completamente, se puede tomar una segunda dosis a los veinte o treinta minutos. Luego se debe repetir el tratamiento hasta que pasen veinticuatro horas. Esta mezcla también se puede convertir en una pasta, que se puede frotar sobre la piel y dejarla hasta que se absorba.

Nota: Aunque el bicarbonato de sodio se usa con frecuencia en los baños de desintoxicación, normalmente no se utiliza con el bicarbonato de potasio. La combinación de ambas sustancias es importante en esta receta.

Espero que hayas disfrutado con la información sobre el DMSO que he presentado en los capítulos anteriores. Ahora tienes un amplio conocimiento del DMSO, de sus propiedades y de sus posibilidades. También espero que empieces a confiar en él, para que puedas aplicarlo con toda tranquilidad sabiendo que es un producto seguro. A continuación, nos ocuparemos de los protocolos y las fórmulas, para que puedas comenzar a utilizar el DMSO con toda confianza y de forma eficaz para curar diferentes tipos de afecciones.

CAPÍTULO 4

Cómo utilizar el DMSO

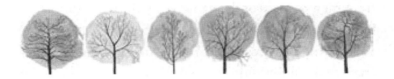

El DMSO es una de las sustancias más estudiadas que conocemos. Se han escrito más de cien mil artículos sobre sus usos médicos, y en PubMed.gov, una base de datos médica mantenida por la Biblioteca Nacional de Medicina de Estados Unidos, hay más de treinta mil citas sobre el DMSO. Con toda esta información a nuestra disposición, resulta vergonzoso que sus beneficios sigan siendo prácticamente desconocidos.

En este capítulo voy a centrarme en el uso del DMSO para tratar dolencias comunes, pero quiero dejar claro que también se puede utilizar en una amplia variedad de situaciones. Yo recurro de inmediato a él cuando tengo cualquier tipo de problema. El DMSO es un remedio verdaderamente potente, aunque para obtener los mejores resultados se debe utilizar con sensatez y conocimiento.

Existen muchos más protocolos (un término que en medicina se suele utilizar para referirse a un plan de tratamiento pormenorizado) para el uso del DMSO de los que he presentado en este libro. Aquí me he limitado a los tratamientos más comunes y más importantes, y he incluido solamente algunos de los que son menos conocidos. Antes de empezar a emplear el DMSO en tus tratamientos caseros de primeros auxilios, es importante que leas detenidamente las indicaciones de uso y te asegures de conocer las dosis y los procedimientos adecuados. También quiero señalar que siempre es mejor consultar con un profesional con experiencia en medicina holística antes de introducir ningún cambio.

En primer lugar comenzaremos con algunos consejos preliminares:

- Puedes preparar por anticipado muchas de las soluciones que menciono en este libro. Te aconsejo que pongas en los recipientes la fecha de la preparación, preferentemente utilizando una etiqueta adhesiva y un rotulador permanente.
- Recuerda que el DMSO se puede emplear tanto externa como internamente, en especial para tratar el interior de la boca, el estómago, el esófago o el colon (aplicando el producto debidamente diluido

mediante un enema), porque el DMSO se absorbe primero a través de estos tejidos.

- Para evitar el mal aliento, sugiero tomar media o una cucharadita cada doce horas por vía oral de un suplemento de MSM (que puedes adquirir a través de Internet o en la mayoría de las tiendas de productos biológicos) y utilizar el DMSO por vía tópica.

- El DMSO se puede emplear en estado puro cuando se aplica tópicamente, pero debes saber que reiteradas aplicaciones sobre la misma zona producirá engrosamiento y descamación de la piel. Por lo general, no suelo recomendar utilizar un porcentaje tan alto. Puedes ver la «Tabla de concentraciones del DMSO», en la página 96, para tener información más detallada sobre los diferentes porcentajes.

- Asegúrate de que la piel esté limpia y libre de toxinas antes de aplicar el DMSO. Puedes ducharte o lavar la zona con un jabón natural y agua. Si sientes que te has aplicado demasiada cantidad, lava la zona con agua pura (no debe ser agua del grifo, a menos que esté filtrada) para retirar el producto que sigue en contacto con la piel. No debes cubrir una zona recientemente tratada con una prenda de vestir. Recuerda que el DMSO es un solvente muy fuerte, por lo que desteñirá cualquier tejido que entre en contacto con él y traspasará el tinte a la piel. Espera unos veinte minutos después de aplicar el DMSO antes de vestirte, y asegúrate de eliminar primero cualquier residuo que haya quedado sobre la piel.

- Cuando utilices el DMSO no debes usar fragancias sintéticas (por ejemplo, perfume, colonia, loción corporal, loción para después de afeitarse, espray para el pelo o aromas que han quedado impregnados en la ropa por el jabón que utilizas en la lavadora). Los aromas sintéticos son absorbidos a través de la piel, y también puedes inhalarlos. Tu objetivo es mejorar tu salud, de modo que es contraproducente intoxicarte con esencias y materiales sintéticos mientras estás intentando curarte.

- No consumas alcohol mientras utilizas el DMSO. Si eres fumador o fumadora, limita el consumo de tabaco mientras lo empleas o deja de fumar definitivamente. Los cigarrillos contienen más de cuatro mil sustancias químicas, y es posible que se produzcan interacciones negativas con el DMSO.

- Para aplicar el DMSO puedes utilizar las manos, un pincel de cerdas naturales, un bastoncillo o un trozo de algodón. No uses guantes de plástico ni de goma, porque el DMSO disuelve estos materiales. (Si quieres usar guantes de otro material, pruébalos primero sumergiéndolos en DMSO durante veinticuatro horas para comprobar si se deterioran). Tampoco utilices esmalte de uñas si vas a aplicar el DMSO con las manos.

- Comienza siempre aplicando una pequeña cantidad de DMSO en una zona de prueba para ver si provoca alguna reacción. Trabaja sistemáticamente con la dosis recomendada. Puedes utilizar dos cucharadas, o 15 mililitros, para las aplicaciones tópicas diarias. Recuerda que más no siempre es mejor, y también que ser perseverante ofrece buenos resultados.

- Si experimentas una sensación de ardor o notas enrojecimiento, el aloe vera es tu aliado. Ten siempre a mano zumo de gel de aloe vera sin conservantes para utilizar en diluciones o para suavizar la piel después de las aplicaciones tópicas de DMSO. En general, la sensación de quemazón suele producirse cuando se mezcla el DMSO con otras sustancias, como puede ser un nutriente, o incluso debido a la sal presente en la piel.

- Cuando utilices localmente el DMSO para calmar el dolor de una parte de tu cuerpo, asegúrate de aplicarlo también sobre la zona circundante y no solo sobre la parte afectada. Aplica de inmediato el DMSO si tienes una lesión o una herida, ya que puede prevenir los daños producidos por la inflamación. Este enfoque acelera la curación, de manera que cuanto antes utilices el DMSO para cualquier dolencia, tanto mejor.

TABLA DE CONCENTRACIONES DEL DMSO	
99,995%	El formato de grado farmacéutico no se debe utilizar en situaciones que requieren primeros auxilios en casa. Aunque esta concentración puede aplicarse pura sobre la piel solo en situaciones de emergencia, se debería emplear exclusivamente con la ayuda de un médico naturista. El DMSO puede producir enrojecimiento, picor o ronchas. Si se usa reiteradamente sobre la misma zona de la piel, esta se engrosará, tendrá una apariencia correosa y finalmente se descamará. Todos estos son efectos secundarios que remitirán al dejar de usarlo. La piel volverá a su estado normal y con frecuencia mostrará una mejoría.
90%	Esta es la concentración que podemos encontrar en los herbolarios, por lo general diluida en agua destilada o en un gel de aloe vera sin conservantes. Puede producir enrojecimiento, sensación de ardor o picazón. Es importante destacar que este porcentaje puede ser demasiado fuerte para determinados tipos de piel. El uso reiterado de esta concentración puede provocar engrosamiento de la piel y una apariencia correosa. No se debe utilizar sobre la piel delicada, como por ejemplo la piel de la cara. Como ya he mencionado, normalmente suelo recomendar un rango de porcentaje que abarca desde el 40 hasta el 80%, y en general aconsejo evitar aplicar una concentración al 90% en situaciones domésticas.
80%	Este porcentaje es efectivo para aplicaciones tópicas sobre la piel, combinado con agua destilada o con zumo de gel de aloe vera sin conservantes. También es una concentración óptima si se mezcla con otros nutrientes como vitaminas, minerales o extractos de hierbas. Es un porcentaje ideal para el tratamiento tópico de lesiones musculares.

TABLA DE CONCENTRACIONES DEL DMSO	
70%	Un porcentaje ideal para las personas que no toleran la concentración al 80% por ser demasiado fuerte. También es excelente para combinar el DMSO con otros productos. Añadido al agua destilada es un buen porcentaje para tratar el dolor y para que el DMSO penetre con mayor intensidad, ya que utiliza el agua como propulsor para introducirse más profundamente en los tejidos. Este porcentaje (o uno incluso inferior) es mejor para el uso tópico en el tratamiento de tendones, ligamentos, nervios, huesos o cualquier otro elemento o zona del cuerpo que tenga menos contenido en agua.
60%	Este es un porcentaje de uso tópico para la piel más delicada o para las personas que son muy sensibles al DMSO. Se usa de manera similar a las diluciones al 70 y 80%.
50%	Esta es la máxima concentración que se puede utilizar para el cuero cabelludo, los ojos y los oídos, ya sea por ingestión o aplicada mediante un nebulizador. En algunos casos puede ser todavía muy fuerte para estas zonas, de manera que aconsejo comenzar con una dilución inferior para probar la sensibilidad y aumentar lentamente la dosis hasta alcanzar el 50%. Esta también es la dosis máxima para uso oral. Se puede aplicar sobre heridas y para estimular el crecimiento o fortalecimiento del cabello.
40%	Esta dilución es segura para los ojos (preparada en una solución salina) y los oídos. Recomiendo este porcentaje para tratar la piel de la cara y otra piel delicada.
30%	Esta dilución se puede utilizar para la cara, los ojos y los oídos. También se puede ingerir.
20%	Este es el nivel inicial que se emplea para las gotas para los ojos y para los oídos. Es un porcentaje seguro para animales y niños, y resulta muy adecuado para probar la respuesta al producto en una pequeña zona de la piel.
10%	Utiliza esta concentración si deseas aumentar la absorción de fórmulas líquidas. El DMSO no se emplea con fines terapéuticos con este porcentaje tan bajo. Esta es la concentración utilizada para mezclar el DMSO con una solución de dióxido de cloro.

Dolores y malestares

Ante todo, el DMSO representa una ayuda considerable para el tratamiento del dolor. Cuando me preguntan sobre esta sustancia y sus usos, una de las primeras cosas que digo es que es un potente analgésico.

El DMSO alivia la mayoría de los dolores: dolores musculares, dolores debido a lesiones, dolor dental, dolor neurálgico, dolores por tensiones y cualquier dolor provocado por una inflamación. Esto no significa que sea infaliblemente efectivo para cualquier dolor. Como es lógico, cada cuerpo es diferente, y los resultados pueden variar. Cuando se trata de aliviar un dolor, lo mejor es utilizar el DMSO combinado con otra sustancia, por ejemplo con aceite de CBD (cannabidiol, ver más información en la página 142) para aliviar los dolores musculares y las náuseas, o con *Arnica montana* por aplicación tópica para reducir dolores musculares. Como ya he mencionado mientras te hablaba de las propiedades del DMSO, esto se debe a que es un agente transdérmico que facilita la absorción de otras sustancias.

Para tratar dolores musculares generales (como por ejemplo por haber estado de pie todo el día, o como consecuencia del ejercicio físico) recomiendo árnica homeopática 30CH o 30K y/o un ungüento de árnica, así como aplicar aceite de magnesio en la piel y practicar estiramientos suaves. También elaboro un maravilloso «tónico venoso» combinando varias hierbas con

DMSO, que alivia el dolor y estimula la circulación sanguínea de retorno.

Para los dolores de la fibromialgia, aconsejo comenzar con una dosis muy pequeña. Las personas que
sufren esta enfermedad experimentan una reacción de
desintoxicación cuando empiezan a utilizar el DMSO,
y dicha respuesta del organismo podría empeorar sus
síntomas al inicio del tratamiento. Lo más eficaz en estas situaciones es comenzar poco a poco y utilizar el
producto de forma regular. Habitualmente recomiendo
una cucharada de mi crema natural Peace Cream, que
contiene entre un diez y un quince por ciento de DMSO
y se puede encontrar en mi página web. La crema se
debe aplicar por vía tópica dos o tres veces al día. Si el
producto se tolera sin problemas, se puede utilizar más
cantidad o aplicar más veces.

Cuando la causa del dolor es un herpes, también
hay que ser muy cauto y comenzar lentamente porque
como el DMSO promueve la desintoxicación puede producirse un empeoramiento transitorio. En algunas ocasiones la ruta de curación más sencilla es a través de la
piel. Les suelo decir a mis clientes que la expresión es
curación. El cuerpo desea manifestar qué es lo que no
quiere, y el DMSO se adapta a él. Determinados fármacos o terapias actúan simplemente como un apósito o
se limitan a suprimir los síntomas. Merece la pena so-
portar un malestar transitorio y utilizar el DMSO, o el
MSM, para favorecer la eliminación de lo que el cuerpo

necesita expulsar. Las posibilidades de que haya una recurrencia de los síntomas son muy bajas o inexistentes. En estos casos, es sensato trabajar con un médico que esté familiarizado con el DMSO y otras terapias naturales.

El DMSO es un verdadero analgésico (una sustancia que alivia el dolor) y su acción es muy rápida. Algunos fármacos que calman el dolor producen efectos secundarios, como por ejemplo somnolencia, pérdida de sensibilidad o náuseas. El DMSO no provoca ninguno de estos efectos adversos. Además, el cuerpo no desarrolla tolerancia a esta sustancia, lo que significa que no necesitas aumentar la dosis una y otra vez. De hecho, he descubierto que parece suceder justamente lo contrario. Con el paso del tiempo, se requiere menos cantidad para resolver el problema. El DMSO puede aliviar el dolor durante aproximadamente seis horas. Está indicado para dolores crónicos y agudos, y el resultado es mucho mejor si el producto se aplica cuanto antes.

Asegúrate de aplicar DMSO, ya sea en una fórmula líquida, en crema o en gel, sobre una superficie mayor que la zona dolorida, porque así es mucho más efectivo.

Quemaduras

En mi opinión, las salas de urgencia de los hospitales deberían estar bien provistas de DMSO para tratar una amplia variedad de emergencias. Curar quemaduras sigue siendo un gran desafío para la medicina moderna. Se ha demostrado que aplicado sobre la piel, el DMSO reduce la inflamación, calma el dolor y promueve la curación tanto de heridas como de quemaduras.[69] El DMSO tiene efectos anestésicos locales, lo que significa que puede bloquear las sensaciones de dolor. En el caso de sufrir una quemadura lo adecuado es acudir de inmediato a una consulta médica; de cualquier modo, más adelante explicaré brevemente de qué manera el DMSO puede ayudar a curar quemaduras.

El DMSO también moviliza las células del tejido de la piel y tiene la capacidad de mejorar desde lesiones hasta vasos sanguíneos bloqueados o deteriorados que ya no son capaces de transportar el oxígeno.[70] El problema que se presenta cuando el flujo sanguíneo resulta afectado es que cuanto mayor es el tiempo en que los tejidos de la piel están privados de oxígeno y nutrientes, mayor es el daño y más tiempo requiere la curación. El DMSO acelera la curación porque suministra oxígeno a los tejidos y reduce la reacción inflamatoria. Las infecciones producidas por quemaduras también representan un problema importante. El DMSO inhibe una amplia gama de bacterias y hongos atraídos por el tejido dañado.[71]

En el libro *The DMSO Handbook for Doctors* [Manual de DMSO para médicos] se describe el caso de un cocinero que llevaba en sus manos una gran sartén de grasa prácticamente en ebullición, que se derramó accidentalmente encima. Sufrió quemaduras de segundo grado en gran parte de su cuerpo. De inmediato se aplicó sobre las quemaduras del paciente una solución de un cincuenta por ciento de DMSO y un cincuenta por ciento de zumo de gel de aloe vera sin conservantes. La aplicación se repitió una vez por hora durante tres horas. Los siguientes dos días se aplicó el producto cada ocho horas. El hombre se recuperó completamente de las quemaduras, y no le quedaron cicatrices.[72]

Puedes emplear DMSO como primeros auxilios para las quemaduras de sol que no son graves. Se puede utilizar una solución al cincuenta por ciento diluida en agua, plata coloidal o zumo de aloe vera sin conservantes. Como en estos casos la piel generalmente está deshidratada, necesita que más moléculas de agua atraviesen la barrera cutánea. Además, la piel está muy sensible, y es aconsejable tratarla con una solución más diluida. Como el DMSO puede provocar enrojecimiento y ardor transitorios, se puede utilizar un porcentaje más bajo que reducirá la sensación de escozor. A muchas personas la aplicación tópica les provoca picazón o ardor durante cierto tiempo, y lo más importante al tratar este tipo de quemaduras es aliviar esa sensación. Cuando la piel ha sufrido daños debido al sol, lo más conveniente es aplicar DMSO lo antes posible, pues cuanto más se demore la aplicación, más tardará la piel en curarse. También es aconsejable tratar las quemaduras de sol con plata coloidal, porque ayuda a acortar el tiempo de curación y previene la formación de cicatrices.

Jaquecas y migrañas

El DMSO puede prevenir las jaquecas y las migrañas. Es importante aplicarlo inmediatamente después de la primera señal de dolor de cabeza o de la fase de pródromo (señal de advertencia) de una migraña. Frota las sienes, el entrecejo, la parte posterior del cuello, la garganta y la zona del hígado con una solución al cincuenta por ciento de DMSO en agua, zumo o gel de aloe vera. El hígado filtra la totalidad del volumen de sangre cada tres a cuatro minutos, y es el órgano principal del sistema endocrino, de manera que el tratamiento en la zona del hígado tiene efectos sobre todo el cuerpo. El hígado está bajo la parte derecha de la caja torácica, y ocupa gran parte del abdomen, así que debes aplicar la mezcla de DMSO por toda la zona. Si el dolor remite después de tres horas puedes dejar de aplicar la solución. Pero si fuera necesario, puedes continuar aplicando la mezcla tres veces al día. También recomiendo beber una cucharadita de DMSO diluida en 120-150 mililitros de agua destilada o zumo recién exprimido; esto aumentará más rápidamente los niveles de DMSO en el cuerpo y ayudará a aliviar la intensidad de la migraña. Tal como ocurre con todos los dolores de cabeza, es importante mantenerse hidratado. Por lo tanto, bebe grandes cantidades de agua destilada pura.

Para las migrañas completas o simplemente oculares, es preciso tomar otras medidas. El magnesio es importante. Sugiero una dosis interna en un rango de 300 miligramos, y entre diez y quince pulverizaciones cada hora de un aceite tópico sobre la piel sana durante las primeras tres horas. El DMSO ayuda a que el magnesio atraviese la piel más rápidamente gracias a sus propiedades transdérmicas, aunque el magnesio por vía tópica también es transdérmico por sí mismo.

La pasiflora y la matricaria son dos plantas que se emplean con frecuencia para el dolor provocado por migrañas. La matricaria se debe tomar durante un periodo prolongado; es necesario masticar diariamente una hoja fresca durante varios meses para ver los resultados. Algunas personas también la toman en tintura. La pasiflora se consume generalmente en infusión o tintura. Estas hierbas alivian el dolor y tienen propiedades antiinflamatorias, igual que el DMSO. Utilizar la medicina a base de hierbas combinada con el DMSO genera una sinergia fuerte y efectiva.

No utilices la medicina botánica si estás tomando fármacos recetados, ya que se pueden producir interacciones contraproducentes. Por lo general, lo primero que hago con las personas que vienen a mi consulta es ayudarlas a abandonar los fármacos, y luego prescribo un protocolo natural. Busca un médico con experiencia en medicina natural para que te ayude a hacer la transición.

Osteoartritis

Muchas personas que sufren esta enfermedad toman aspirina, un AINE (medicamento antiinflamatorio no esteroide) para aliviar el dolor. El DMSO también es un AINE, pero no tiene los efectos secundarios de la aspirina. Si bien esta puede ayudar a reducir el dolor de la osteoartritis, no previene el daño de las articulaciones que esta enfermedad provoca con el paso del tiempo.

Para esta dolencia en particular, recomiendo utilizar MSM combinado con DMSO, además de tomar magnesio y vitaminas D y K_2. Para calmar el dolor, frota las zonas afectadas y la región circundante con una solución de DMSO al setenta por ciento en agua destilada o aloe vera sin conservantes, entre dos y tres veces por día. Toma media cucharadita de cristales de azufre de MSM puro dos veces al día (solo o junto con una comida) o 2.000 miligramos de MSM en cápsulas dos veces al día. La dosis normal del MSM oral es de media a tres cucharaditas (2.000 a 3.000 miligramos) por día. Cuando se trata de enfermedades crónicas puede ser necesario emplear una mayor cantidad. El MSM también se toma para potenciar la salud de la piel, el cabello y las uñas, y para fomentar el desarrollo de la masa muscular.

Para tratar más profundamente la osteoartritis recomiendo tomar 5.000 UI de vitamina D con 400 a 600 UI de vitamina K_2 todos los días a la hora de la cena. La vitamina K_2 ayuda a que el calcio llegue a los huesos y no a los tejidos. Desde la publicación de este texto, la página web de la Fundación para la Artritis recomienda el uso de la vitamina D para demorar la progresión de la osteoartritis y potenciar el sistema inmunitario.

Otro tratamiento que suelo recomendar es de diez a quince pulverizaciones de aceite de magnesio sobre las zonas afectadas dos veces al día e inmediatamente después de haber aplicado el DMSO, con el fin de facilitar la movilidad del magnesio a través de la piel. El magnesio es un antiinflamatorio importante para la salud de los huesos, aunque su principal característica es su función catalizadora que acelera las reacciones enzimáticas, como el metabolismo o la formación de músculo.

Las articulaciones de mayor tamaño, como por ejemplo las caderas, las rodillas y los hombros, pueden requerir un tratamiento más prolongado. En los casos graves, puede estar indicado prescribir inyecciones de DMSO (en vez de aplicaciones sobre la piel).

Bursitis

El DMSO ha demostrado tener excelentes resultados en el tratamiento de las bursitis.[73] El cuerpo tiene ciento cincuenta bursas (pequeñas bolsas llenas de líquido) que lubrican las zonas donde los músculos y los tendones se deslizan sobre los huesos. Es bastante común que las bursas de los hombros, las caderas, los codos y las rodillas se inflamen. Las bursitis crónicas pueden provocar que se acumulen depósitos de calcio en los tendones. Esto suele ocurrir con más frecuencia en los hombros y las caderas.

A pesar de que el DMSO es capaz de curar la bursitis, el tratamiento puede llegar a durar varios meses. Es importante ser perseverante cuando se usa el DMSO para enfermedades crónicas. La recomendación general es aplicar 5 mililitros de una solución al ochenta por ciento en la zona afectada y la región circundante, entre dos y tres veces por día. La solución se debe dejar reposar durante veinte minutos, y luego hay que retirar cuidadosamente los restos del producto.

El magnesio tópico también es una terapia complementaria muy favorable, porque ayuda a disolver el calcio. Además, es recomendable aplicar compresas calientes de vitamina C y aceite de ricino sobre la zona afectada. La vitamina C es excelente para reparar tejidos, y el aceite de ricino tiene la capacidad de penetrar profundamente en el cuerpo y ayuda a disolver cualquier cristalización presente en los tejidos. Tengo algunos clientes con bursitis que han utilizado el DMSO por su propia cuenta. Al comentarme que no les funcionaba tan rápidamente como esperaban, les sugerí estos tratamientos complementarios para acelerar los resultados. Ahora están muy satisfechos con el progreso de su curación.

Síndrome del túnel carpiano

Este síndrome se produce por compresión del nervio mediano, que pasa a través de la muñeca. Como consecuencia, algunos dedos y el pulgar pueden entumecerse.

Para tratar este tipo de dolor, que se considera un síndrome de dolor regional complejo, se puede aplicar DMSO al cincuenta por ciento en una solución con agua destilada o zumo de gel de aloe vera sin conservantes, dos o tres veces por día.[74] Además del tratamiento con DMSO, se pueden tomar vitaminas. El doctor Jonathan Wright, pionero de la medicina natural desde la década de 1970, sugiere tomar 100 miligramos de vitamina B_6 (en formato P5P, o piridoxal-5-fosfato) tres veces al día durante varias semanas.[75] Si prefieres la aplicación por vía tópica, puedes machacar algunos comprimidos de vitamina B_{12}, o abrir una cápsula para usar su contenido, y mezclarlos con una solución de DMSO al cincuenta por ciento. Es preciso dejar que la mezcla se asiente durante la noche, y luego hay que aplicarla dos veces por día sobre la zona afectada. Solo debes asegurarte de que la marca de vitaminas que estás consumiendo no contenga colorantes ni potenciadores de sabor. La aplicación tópica de la vitamina combinada con el DMSO debería calmar el dolor y, además, al transportar la vitamina B_{12} hacia el tejido local a través del flujo sanguíneo, favorecer así una reparación más rápida.

Hombro congelado

El problema del hombro congelado (el término técnico es capsulitis adhesiva) consiste en que la cápsula del hombro se engrosa y se tensa volviéndose rígida y formando unas bandas de tejido que se conocen como adhesiones. A menudo vinculado a la menopausia –porque el setenta por ciento de los pacientes afectados son mujeres mayores de cincuenta años–, se caracteriza por rigidez, falta de movilidad y dolor. Una solución de DMSO al setenta por ciento en agua destilada puede aliviar el dolor y aumentar la movilidad cuando se aplica durante un mes. La curación puede requerir más tiempo del esperado porque el DMSO necesita agua para actuar efectivamente, y en estos casos hay menos agua disponible en los tendones y ligamentos. ¡Trata de ser paciente! Aplica el DMSO sobre una superficie amplia en torno a la zona afectada. Por otra parte, siempre recomiendo utilizar el magnesio de uso tópico y vitamina C (amortiguada, 3.000 miligramos entre dos y tres veces al día o más) con cualquier protocolo indicado para la piel, las adhesiones, la artritis o la inflamación. Cada pulverización de magnesio contiene 22 miligramos de cloruro de magnesio, y lo ideal es aplicar diez pulverizaciones diarias sobre el cuerpo.

También recomiendo comenzar con una crema de progesterona natural de uso tópico preparada a base de ñame silvestre. Puedes adquirirla *online*. Utilizar 100 miligramos de progesterona dos veces al día mejorará la comunicación entre las células, lo que es necesario para acelerar la curación del hombro. Un tratamiento muy efectivo para tratar el problema del hombro congelado es usar DMSO, magnesio, vitamina C y progesterona. También incluiría aplicar diariamente compresas de aceite de ricino durante veinte minutos (ver el capítulo cinco) sobre el hombro afectado para favorecer la movilidad y la desintoxicación de la cavidad articular. El magnesio se puede aplicar después del DMSO para aumentar las tasas de absorción.

Lesiones y heridas

El DMSO ha demostrado ser un remedio muy efectivo para curar lesiones. Se ha utilizado en medicina deportiva para tratar contusiones, torceduras, esguinces, hiperextensión cervical o fracturas de huesos, y también en veterinaria para tratar lesiones de los caballos. Reduce rápidamente la inflamación y el dolor, aumenta la circulación y acelera el proceso de reparación. Los resultados son aún mejores cuando el tratamiento se aplica poco después de haber sufrido una lesión.

El dolor y la hinchazón provocados por una herida o lesión normalmente se resuelven pocas horas después de la aplicación del DMSO. Utiliza una solución del setenta u ochenta por ciento, o un gel, cuatro veces al día para una curación rápida.

Quizás te muestres escéptico frente a la idea de utilizar el DMSO para tratar lesiones o heridas, pero a mí siempre me ha funcionado. En una ocasión, me pillé el dedo índice con la puerta de mi coche y me lo fracturé. Estaba cansada y tenía prisa, la combinación perfecta para sufrir un accidente. Sentí tanto dolor que tuve un ataque de pánico. Luego recordé el DMSO y decidí recurrir a él. El dedo se curó completamente al cabo de una semana de repetidas aplicaciones, salvo por una protuberancia que imaginé que procedía del tuétano del hueso. El DMSO redujo paulatinamente ese pequeño bulto hasta que desapareció. No tuve ninguna complicación, y mi dedo se recompuso perfectamente, como si la lesión nunca hubiera existido. Quiero destacar que aunque para mí este método fue muy efectivo, no todos los cuerpos son iguales. Cuando se trata de lesiones de mayor consideración siempre es mejor consultar con un médico antes de intentar curarla por los propios medios. No obstante, aplicar DMSO lo antes posible es la clave para prevenir que la situación empeore, porque tiene la propiedad de detener el ciclo completo de inflamación que se inicia al producirse una lesión. Por este motivo, los equipos deportivos suelen tener DMSO a mano en las bandas laterales para asistir de inmediato a cualquier jugador que se lesione. Lo más frecuente es que vuelvan al campo en cuestión de minutos.

Tendinitis

La irritación o inflamación de un tendón se produce más comúnmente en los hombros, los codos, las muñecas, las rodillas y los tobillos, es decir, las articulaciones que se usan con mayor frecuencia. Aplicar DMSO de forma regular durante un periodo de varios meses puede ayudar a reparar el tendón y, sin lugar a dudas, reduce el dolor que produce la tendinitis. No obstante, en los estudios realizados sobre el DMSO y el tratamiento de la tendinitis, los resultados han sido dispares. Es importante entender que el contenido en agua de los tendones y cartílagos es inferior al de los músculos. El DMSO necesita agua para llegar hasta los tejidos, de manera que la absorción del DMSO es inferior en estas zonas. Además, las partes del cuerpo afectadas reciben un flujo sanguíneo limitado, y esto también restringe la eficacia del DMSO. Este es el motivo de que los resultados sean variables y que se requiera un tiempo más prolongado para curar este tipo de afecciones. Puede ser bastante complicado curar la tendinitis sin seguir un tratamiento holístico. Sugiero un enfoque de curación similar al del protocolo indicado para el hombro congelado, que combina múltiples procedimientos.

Aunque los estudios han concluido que las soluciones de DMSO al setenta por ciento no parecen ofrecer buenos resultados cuando el problema por tratar es una tendinitis,[76] las soluciones al ochenta por ciento han demostrado ser efectivas,[77] y también lo son las soluciones al noventa por ciento.[78] En un estudio realizado para investigar la solución al noventa por ciento, se aplicó DMSO sobre la zona afectada cada cuatro horas. Luego se redujo la frecuencia dependiendo de la respuesta del individuo. En algunos casos se aplicó DMSO durante tres semanas. Todos los sujetos que participaron en ese estudio informaron de resultados regulares, buenos o excelentes, aunque se observó cierta descamación de la piel debido al uso de una concentración tan alta. Tal como destaqué anteriormente, una concentración de DMSO al noventa por ciento es demasiado fuerte para la mayoría de los tipos de piel. No recomiendo el uso casero de dicha concentración, ¡pero es interesante tomar nota de estos estudios científicos!

Para obtener mejores resultados cuando se utiliza el DMSO como tratamiento para una tendinitis, hay que aumentar el flujo sanguíneo que llega a la zona afectada aplicando primero una compresa de aceite de ricino sin hexano (ver el capítulo cinco para tener más información sobre el uso combinado del aceite de ricino y el DMSO) con una bolsa de agua caliente por encima, durante veinte minutos. Después debe lavarse bien la zona con una solución de bicarbonato de sodio y agua (una cucharadita de bicarbonato disuelta en media taza de agua). Cuando la piel esté completamente limpia, hay que aplicar una concentración de DMSO al ochenta por ciento y dejar la zona tratada al aire durante quince a veinte minutos. Al aplicar el DMSO por primera vez, se debe extender el producto sobre una amplia circunferencia alrededor de la zona afectada cada cuatro a seis horas, y luego dos o tres veces diarias. Entre una y otra aplicación se puede hidratar la piel con aceite de oliva crudo.

Traumatismo craneal

La mayoría de los traumatismos craneales suelen producirse por accidentes de tráfico o deportivos, por resbalar en el hielo, por caídas o por peleas. Al abordar en su libro el tema del DMSO y las contusiones o lesiones craneales cerradas, Stanley Jacob afirmó lo siguiente:

> El DMSO [...] reduce la inflamación y mejora el riego sanguíneo en el cerebro. Esto a su vez fomenta una mayor oxigenación de la sangre en los tejidos cerebrales. Las células cerebrales (neuronas) lesionadas no suelen estar muertas. Cuando estas células reciben un mayor flujo sanguíneo y más oxígeno, y se reducen los radicales libres, las células moribundas pueden recuperarse y la inflamación del cerebro disminuye muy rápidamente.[79]

En los estudios realizados desde 1978 hasta 1982, el doctor Jacob señaló:

> Hemos observado que cuando el cerebro humano se trataba con DMSO administrado por vía intravenosa después de un traumatismo craneal, la inflamación podía reducirse al cabo de cinco minutos. Ningún otro tratamiento tiene la capacidad de actuar tan rápidamente. En contraste, la inflamación del cerebro no remitía en pacientes a los que se había administrado otros agentes terapéuticos utilizados normalmente, como pueden ser los barbitúricos intravenosos. Hace mucho tiempo que

conocemos la eficacia del DMSO gracias a este tipo de traumatismos.[80]

La administración intravenosa no es viable para la mayoría de los usuarios del DMSO. Cuando se produce un síndrome de conmoción o posconmoción, lo primero que debe hacer la persona afectada es consultar con un médico. Luego le recomiendo que utilice una combinación de una aplicación tópica y una aplicación oral de DMSO. Hay que tomar una cucharada de DMSO diluido en 150 mililitros de zumo o agua dos veces al día, durante los tres o cuatro días posteriores al traumatismo, y luego tomarlo una vez al día durante tres meses. La terapia puede continuar durante un periodo más prolongado, utilizando los síntomas como referencia. Lo ideal es evitar el síndrome posconmoción, motivo por el cual la terapia con DMSO se debería utilizar a largo plazo. Además, es aconsejable frotar las sienes, la parte posterior y anterior del cuello, y el empeine y la planta de los pies dos o tres veces al día con una a dos cucharaditas (5 a 10 mililitros) de DMSO al setenta u ochenta por ciento (diluido con agua destilada o zumo de gel de aloe vera sin conservantes), y limpiar luego la piel para eliminar cualquier resto del producto. También es importante beber grandes cantidades de agua destilada. Al utilizar este protocolo es una buena idea tomar suplementos de magnesio y vitamina C para fomentar el flujo sanguíneo y ayudar al cuerpo a deshacerse de los radicales libres.

Salud mental

Tu salud mental es extremadamente importante, y antes de introducir ningún cambio en tu vida deberías consultar con un terapeuta holístico o con un psicólogo con experiencia. En esta sección explicaré por qué el DMSO podría ser de ayuda para ciertos estados psicológicos, pero no aconsejaré ninguna terapia basada en esta sustancia, tal como he hecho para otros problemas de salud.

Lo primero que hay que tener en cuenta es que existe un vínculo muy fuerte entre la inflamación y los problemas de salud mental. Investigadores daneses hallaron una correlación importante entre la infección, los trastornos autoinmunes y los problemas psicológicos.[81] Otro estudio descubrió que altos niveles de un subproducto de la inflamación, el ácido quinolínico, están relacionados con tendencias suicidas y depresión crónica.[82]

Investigadores del Centro para la Adicción y la Salud Mental (CAMH, por sus siglas en inglés) del Instituto de Investigación de Salud Mental Familiar Campbell de Toronto, Canadá, escanearon los cerebros de veinte pacientes con depresión y de veinte sujetos de control con una tomografía por emisión de positrones (PET).[83] Las exploraciones mostraron una inflamación estadísticamente significativa de los cerebros de los sujetos con depresión, lo que indica una correlación entre los pacientes más deprimidos y la mayor inflamación.

Se observó un aumento del treinta por ciento en la inflamación de los participantes que tenían depresión clínica. Otro estudio del CAMH mostró que las personas que sufrían una depresión sin tratar desde hacía más de diez años tenían una inflamación cerebral superior a la de los sujetos que habían recibido tratamiento.[84]

Considerar la correlación entre los problemas de salud mental y la inflamación es muy importante, por la sencilla razón de que el DMSO puede actuar como agente antiinflamatorio. Un estudio descubrió que el DMSO era útil en el tratamiento de diversos trastornos mentales, como por ejemplo la esquizofrenia, la fase maníaco-depresiva, la psicosis, los estados delirantes, la ansiedad y otros.[85]

En este estudio, los investigadores observaron a catorce pacientes agudos y seis pacientes crónicos con esquizofrenia que fueron tratados con inyecciones intramusculares de DMSO con una concentración de entre el cincuenta y el ochenta por ciento en una solución salina. Todos los pacientes se recuperaron completamente al cabo de quince días. Uno de ellos afirmó: «He estado fuera de mi mente. No sé qué es lo que me ha sucedido. Me pregunto qué van a decir mis hijos».[86] Todos los participantes del estudio experimentaron una rápida disminución de la agitación, la remisión de las percepciones paranoicas o sensaciones de persecución, una mejor tendencia a comunicarse, la recuperación de su capacidad de atención y una sensación de calma.

Salud de los ojos

En estudios realizados con DMSO en animales se observó un cambio en el cristalino de los ojos. Resulta irónico que haya sido este hallazgo lo que frenó la investigación en la década de 1960. Posteriormente, se demostró que este efecto no se producía en seres humanos.[87] Cuando se utiliza con la concentración correcta, el DMSO puede curar la mayoría de los problemas oculares. En estos casos, yo prefiero aplicar una concentración máxima de esta sustancia al cuarenta por ciento. Investigaciones realizadas en la Facultad de Medicina de la Universidad de Oregón, a comienzos de la década de 1970, mostraron que las gotas para los ojos a base de DMSO al cincuenta por ciento eran efectivas en el tratamiento de la retinitis pigmentosa (un trastorno genético que causa pérdida de visión) y de la degeneración macular. El tratamiento consiste en hacer un baño ocular con una solución al cincuenta por ciento una vez al día, manteniendo el lavaojos sobre el ojo durante cinco minutos.

El DMSO solo, o combinado con vitamina C y glutatión, puede ser eficaz para una amplia variedad de síntomas oculares, entre los que se incluyen las cataratas, el glaucoma, las lesiones oculares y otros problemas visuales, como por ejemplo ver pequeños puntos o motas, decoloración de la esclerótica (la parte blanca del ojo), retinitis pigmentosa, orzuelos o conjuntivitis. No debes utilizar el DMSO en el interior del ojo si tienes una lente intraocular insertada en una intervención de cataratas, porque puede enturbiar la lente. En este caso, puedes aplicarlo sobre la piel de los ojos cerrados dos veces al día.

Aplica sobre cada ojo una gota de DMSO al veinte, treinta o cuarenta por ciento en una solución salina normal, inclinando la cabeza hacia atrás para que la gota penetre en el ojo desde el borde interior. Si tienes dudas en relación con la concentración que debes emplear, siempre debes empezar por la más baja. Antes de utilizar la solución ocular con DMSO debes eliminar completamente el maquillaje con una crema o loción de limpieza que no sea tóxica. La solución provocará picazón y ardor, de manera que debes tener pañuelos de papel a mano. Con el paso del tiempo, esta reacción será cada vez menor. La parte blanca de los ojos, cuyo nombre es esclera o esclerótica, puede enrojecerse temporalmente. El efecto posterior es generalmente refrescante y de alivio. Aplica las gotas hasta tres veces por día, según lo necesites. A las personas que hayan sido sometidas a una intervención de cirugía ocular, como por ejemplo LASIK* o cataratas, les recomiendo aplicar la solución de DMSO sobre la cuenca del ojo, y no directamente sobre el ojo, además de usarlo por vía oral.

Tuve una paciente de unos sesenta y pocos años a la que años atrás le habían diagnosticado glaucoma y tenía

---

* N. de la T.: El LASIK es una intervención de cirugía refractiva para la corrección de la miopía, la hipermetropía y el astigmatismo.

una presión intraocular grave. Su caso fue todo un éxito. No tomaba ningún tipo de medicación, y como era instructora de yoga, hacía ejercicio de forma regular. Bajo mi dirección empezó a utilizar dos veces al día mis gotas para los ojos, que contienen DMSO al veinte por ciento combinado con vitamina C (ella las denominaba cariñosamente «fuego líquido»), y además tomaba otros remedios homeopáticos. El tratamiento duró seis meses, pero la presión ocular volvió a ser normal. Se mostró muy conforme y aliviada, porque al principio los síntomas parecían no responder al tratamiento y se había sentido un poco frustrada. He comprobado que, por lo general, son necesarias entre tres y cuatro semanas de curación por cada año de enfermedad, de modo que es esencial que la persona que está bajo tratamiento sea paciente.

Artritis

Independientemente de que el dolor de las articulaciones se deba a una osteoartritis, una artritis reumatoide, una artritis reumatoide juvenil o una artritis debida a un lupus, el DMSO puede ser de gran ayuda. Alivia el dolor y la inflamación, y mejora la movilidad articular. También es eficaz para tratar la amiloidosis, una acumulación excesiva de proteínas en los órganos que se observa en la artritis reumatoide.

Uno de los primeros estudios sobre el DMSO y la artritis fue un ensayo clínico realizado por la Asociación

Japonesa de Reumatismo en 1965. En dicho estudio se halló que el DMSO aliviaba el dolor de las articulaciones y aumentaba la amplitud de movimientos, aunque no tenía demasiado éxito con la inflamación.[88] En este pequeño estudio se utilizaron diversas concentraciones de DMSO.

Lo mejor es emplearlo por vía oral. Toma una cucharadita en 150 mililitros de agua destilada, o zumo, una vez al día para tratar la artritis. Una buena idea es recurrir al protocolo de DMSO y vitamina C (ver la página 152) para conseguir una mayor reparación de los tejidos inflamados. También sugiero utilizar entre diez y quince pulverizaciones de magnesio tópico dos veces al día. Otra sugerencia es aplicar compresas tibias de aceite de ricino sobre las articulaciones afectadas antes de usar el DMSO por vía tópica. Para el tratamiento tópico de la artritis, se puede utilizar en una concentración del cincuenta al ochenta por ciento, dependiendo de cada individuo. Si vas a usar el DMSO por primera vez, te sugiero empezar por una concentración baja, y aumentarla paulatinamente a medida que veas cómo reacciona tu piel a la sustancia.

Utiliza hasta dos cucharadas (unos 15 gramos) diariamente sobre las zonas afectadas. Cada dos horas puedes tomar también una cucharadita de cristales de azufre MSM en cápsulas, aunque yo prefiero los cristales de mayor tamaño porque se liberan más lentamente en el sistema y, por otra parte, son más efectivos a la hora de eliminar los parásitos que se encuentran normalmente en el tracto digestivo. Creo que la mejor forma de utilizar el MSM es echar la dosis directamente en la boca, y luego beberla con zumo o agua. No es aconsejable disolver los cristales en agua antes de beberlos porque su efecto se echa a perder y, por otro lado, son demasiado amargos para consumirlos de esta forma.

Síndrome de las piernas inquietas

He comprobado que muchas personas que sufren el síndrome de las piernas inquietas (RLS, por sus siglas en inglés) parecen mejorar al aumentar el consumo de magnesio, hierro o zinc. El DMSO puede potenciar la circulación y calmar el malestar producido por las piernas inquietas que, por lo general, empeora por las noches. Es interesante destacar que desde la perspectiva de la medicina china, los problemas de salud relacionados con la sangre tienden a intensificarse al atardecer, de acuerdo con los principios del yin y el yang. El yin se manifiesta al caer la noche, y todos los órganos y materiales yin se vuelven más activos. La sangre se considera yin, y cualquier alteración o trastorno relacionado con la sangre será más notorio durante el momento del día en el que el yin está activo.

Antes de irte a dormir, aplica DMSO al setenta por ciento sobre las piernas y los pies limpios. Luego aplica aceite de magnesio sobre las piernas y deja que se absorba antes de meterte en la cama. Las vitaminas del grupo B proporcionan energía, por eso es mejor tomarlas por la mañana. Si las ingieres cuando el día está más avanzado, podrías tener problemas para dormir. Toma 50 miligramos de picolinato de zinc una vez al día, acompañado de algún alimento porque puede irritar el estómago. También debes asegurarte de que existe una buena cantidad de hierro en tu dieta; toma vitamina C para aumentar la absorción del hierro.

Caries

Tu microbioma oral y tu nutrición son la clave para prevenir las caries. A veces la microflora natural (también conocida como bacterias beneficiosas) de la boca resulta afectada por un enjuague bucal antibacteriano, antibióticos, refrescos con azúcar, tabaco o alcohol, y esta situación puede abrir la puerta a un desarrollo excesivo de tus propios microbios (que actúan para eliminar tejidos deteriorados) y también de otros microbios (oportunistas). Cuando este crecimiento excesivo se combina con una mala nutrición, genera deficiencias de vitaminas y minerales y puede causar daños en el microbioma de los intestinos (bacterias intestinales) y también un problema que es más importante: el estancamiento del sistema linfático dental.

Existe un sistema de bombeo linfático que se mueve a través de la glándula salivar más importante (la glándula parótida) en dirección a la dentina (el tejido duro que hay debajo del esmalte dental y que forma la parte principal de un diente o muela). Este sistema de bombeo es el responsable de la desintoxicación de la boca, y también de proporcionar nutrientes para seguir regenerando y remineralizando el esmalte dental y producir esmalte nuevo. Este sistema de bombeo no solamente puede dejar de funcionar, sino también alterarse y permitir que los microbios causen caries. Como podrás ver, la prevención de las caries y la reparación dental es un asunto que implica al cuerpo en su totalidad.

Para fortalecer tus huesos y dientes, aumenta tu ingesta de vitaminas liposolubles A, E, D y K_2. Asegúrate de consumir una buena cantidad de magnesio y beber mucha agua pura y fresca. Toma alimentos fermentados (por la vitamina K_2 y las bacterias beneficiosas que contienen) o un probiótico cada día (he comprobado que el mejor método es abrir una cápsula de probióticos directamente en la boca). Cepíllate los dientes con bicarbonato y carbón activado, o con una pasta dental a base de arcilla. Además, utiliza peróxido de hidrógeno de grado alimenticio al tres por ciento y enjuagues bucales de DMSO (ver la página 169). Nunca debes tragar el peróxido de hidrógeno de grado alimenticio, a menos que esté adecuadamente diluido (este tema excede el ámbito de este libro). Después de utilizarlo, debes escupirlo y enjuagarte cuidadosamente la boca.

Reparación muscular

Recurre al DMSO para tratar lesiones musculares o incluso pérdida muscular, lo que puede ocurrir en personas mayores pero también en individuos con problemas de salud de larga duración o estrés. Aplica dos veces al día una cucharada de una solución de DMSO del cincuenta al setenta por ciento sobre los músculos lesionados para potenciar el flujo sanguíneo y la reparación de tejidos. Ingiere diariamente de 4,5 a 5 gramos del aminoácido Y-glutamina y media cucharadita de azufre orgánico MSM dos veces al día. Si puedes permitírtelo, sería ideal que recibieras un masaje o una sesión de acupuntura semanal, para asegurarte de mantener los músculos en equilibrio y fomentar una circulación óptima.

También es muy aconsejable recurrir a la hidroterapia, alternando frío y calor para acelerar la curación de los músculos: aplica una compresa fría durante treinta segundos, y a continuación una compresa caliente durante tres minutos. Repite el procedimiento cinco veces. Esta forma de aplicar el producto tiene el beneficio añadido de movilizar el sistema linfático para eliminar más eficientemente los desechos celulares. Una vez pasada la fase aguda, es importante practicar ejercicio físico suave para evitar que los músculos vuelvan a desequilibrarse. También sería muy conveniente que consultaras con un quiropráctico o un osteópata.

Oídos

El DMSO se puede utilizar para cualquier problema de oídos: infecciones, dolor, coágulos de sangre, pérdida de audición o tinnitus. Resulta muy efectivo tratar los oídos cuando hay una infección de garganta o una inflamación de los senos nasales, ya que los oídos, la nariz y la garganta están interconectados. Una solución al veinte por ciento es ideal para un niño o un adulto. El DMSO puede diluirse en una solución salina o en agua destilada pura. Aplica una o dos gotas en el oído afectado una vez al día. Si utilizas el DMSO y experimentas un súbito dolor de oídos punzante, interrumpe el tratamiento por un día para dejar que los oídos reaccionen favorablemente. Si el dolor persiste, abandona de inmediato la aplicación. Nunca introduzcas ningún líquido en el oído si existe la posibilidad de que haya una perforación del tímpano. Si sientes una secreción en el oído debes consultar de inmediato con tu médico holístico y pedirle que utilice un otoscopio para determinar el estado del tímpano y detectar si hay algún desgarro, protuberancia u opacidad.

Según la medicina tradicional china, los oídos están gobernados por los riñones. Si sueles tener problemas con los oídos, es recomendable fortalecer los riñones. Generalmente aconsejo tomar un té de hojas de perejil y barbas de maíz —será suficiente con una taza diaria de una infusión concentrada— para desintoxicar los riñones y utilizar remedios homeopáticos de drenaje (las empresas que los fabrican son UNDA, Pascoe y Pekana) y compresas de aceite de ricino durante veinte minutos, entre tres y cuatro veces por semana. Aplica también una solución tópica de DMSO en la parte baja de la espalda (sobre la zona de los riñones).

Senos nasales

Los enjuagues de senos nasales con DMSO diluido pueden aliviar las infecciones crónicas o agudas, las alergias, los problemas dentales, las migrañas y el dolor de ojos. Prepara una solución salina en una jarra neti (siguiendo las instrucciones). Para empezar, añade unas veinte gotas de DMSO puro a la solución salina para probar cómo te sientes. Reduce la concentración si te produce ardor, pero si te sienta bien puedes utilizar la misma dosis o probar con una mayor cantidad. Si tu jarra neti tiene capacidad para 100 mililitros, entonces usarás 80 mililitros de solución salina y el volumen de DMSO será de 20 mililitros. No debes utilizar más de 20 mililitros de DMSO. El rango adecuado para hacer enjuagues de senos nasales es del veinticinco al cuarenta por ciento de DMSO. Recuerda que debes comenzar con dosis bajas para probar tu tolerancia. La regla general en medicina holística es tratar ambos lados, aunque tengas un problema unilateral de oídos, nariz o senos. Este procedimiento es muy efectivo para reducir la inflamación de los senos nasales y para regenerar el tejido que ha resultado dañado por una inflamación crónica.

Crecimiento del cabello

En la página 170 encontrarás mi fórmula para el crecimiento del cabello y el cuidado del cuero cabelludo. El DMSO puede estimular el crecimiento del cabello al aumentar la circulación que llega al tallo piloso.[*] También es eficaz para eliminar los ácaros del cabello, responsables de la alopecia. Una solución al cincuenta por ciento es lo suficientemente alta para usar como tratamiento del cabello y del cuero cabelludo, pero si tienes la piel muy sensible será mejor emplear una concentración de DMSO al cuarenta por ciento. Algunas personas lo utilizan una vez por semana y otras diariamente. Si el cabello está teñido siempre se debe aplicar el DMSO sobre el cabello limpio y después de dos lavados. Te recomiendo especialmente que uses champús y acondicionadores naturales. Al aplicar la solución, no debe haber ningún tipo de producto en el cabello (gel, espray, espuma, etc.). El DMSO aumenta el brillo y el grosor del cabello, y favorece y estimula su crecimiento. Lo primero que se advierte al utilizar el tratamiento de DMSO para el cuero cabelludo es que la caída del cabello es

---

[*] N. de la T.: El tallo piloso es la parte más grande del cabello e incluye todo el pelo que está por encima de la superficie de la piel y, también, parte del pelo que está situado en la piel.

más lenta. Recuerda que aplicado sobre el cuero cabelludo, el DMSO penetra en los tejidos gracias a sus propiedades transdérmicas. Muchas personas afirman que al usar esta fórmula de crecimiento del cabello tienen las ideas más claras y mejor humor.

Cuidado de la piel

El DMSO combinado con el cuidado natural de la piel es eficaz para reducir los efectos del envejecimiento, curar cicatrices, reducir arrugas y aliviar erupciones, como puede ser el acné. Sin embargo, debes saber exactamente con qué otros productos vas a combinarlo con el fin de evitar absorber toxinas a través de la piel. Yo he creado productos para el cuidado de la piel cien por cien naturales y seguros que contienen DMSO o que pueden utilizarse en combinación con él para ayudar a cualquier persona que no tenga claro cuáles son las lociones, tónicos y cremas para la piel que no contienen toxinas. Desafortunadamente, la industria de productos para el cuidado de la piel no es estricta en relación con las toxinas, y muchas empresas hacen un «lavado verde» de sus productos añadiendo extractos naturales en sus fórmulas y promocionándolas como productos naturales, cuando en realidad no lo son.

Para un tratamiento general de cuidado de la piel es mejor utilizar una solución de DMSO al cuarenta por ciento en agua destilada o en zumo de gel de aloe vera sin conservantes, o una concentración menor para la cara, ya que si se usan dosis más altas la piel puede llegar a tener una apariencia áspera o rugosa. Aunque las arrugas desaparecen por sí mismas, no es ese el aspecto que deseamos tener, ni siquiera transitoriamente. Antes de aplicar la solución en toda la cara, pruébala sobre una pequeña zona para ver cómo reacciona tu piel. Asegúrate de retirar completamente el maquillaje con una crema o loción de limpieza natural, para preparar adecuadamente la piel antes de aplicar el DMSO.

Si quieres tratar tu piel con DMSO, debes esperar al menos veinte minutos antes de ponerte maquillaje. De este modo, la mayor parte del DMSO ya se habrá absorbido y las barreras de la piel se habrán cerrado. Si después de veinte minutos descubres que todavía queda algún resto de DMSO sobre la piel, lávate la cara con agua tibia y sécala con suaves palmaditas en vez de frotarla. Es posible que parte del DMSO se haya combinado con tus aceites naturales y no se haya absorbido totalmente. A mí me gusta lavarme la cara y aplicar mi crema a base de DMSO por la mañana. Después de vestirme y de dar por terminadas mis actividades matutinas, puedo maquillarme con la seguridad de que el DMSO se ha absorbido por completo.

Hemorroides

Coloca un preparado a base de hamamelis y té negro o té de hojas de frambuesa (todos ellos son productos astringentes, que sirven para tensar la piel flácida) en un disco de algodón y aplícalo sobre las hemorroides. También es una buena idea beber té de hojas de frambuesa roja, porque la causa fundamental de las hemorroides reside en el sistema gastrointestinal. Los ayunos intermitentes son muy apropiados para que los órganos digestivos descansen durante el periodo de curación. Para estimular una respuesta curativa rápida, bebe diariamente una cucharadita de DMSO en 150 mililitros de agua o zumo, y aplica una solución de DMSO al cuarenta por ciento sobre las hemorroides con el fin de estimular una rápida respuesta de curación. Aplica el DMSO antes del preparado de hamamelis y té, para aumentar la penetración del astringente. Continúa con el tratamiento durante dos semanas para asegurarte de que las hemorroides más profundas se curen completamente.

Úlceras bucales y herpes persistentes

El DMSO suele producir un efecto interesante cuando se utiliza para tratar úlceras bucales y herpes (ambas son brotes de herpes en diferentes zonas del cuerpo). Esta sustancia puede fomentar la aparición de úlceras o herpes, que es la forma que tiene el organismo de eliminar el material tóxico instalado en la raíz del nervio. Esta es una respuesta curativa que se debería estimular; sigue aplicando el DMSO hasta completar la curación. He descubierto que, en algunos casos, el uso regular de DMSO puede favorecer la recuperación total de estos brotes.

Me parece interesante comentar que cuando recojo información a través del historial médico de los pacientes con herpes, observo que por lo general tenían una herida, una intervención quirúrgica o una exposición tóxica (denominada dermatoma) en la zona donde apareció la erupción. ¿Por qué el herpes aparece precisamente en esa zona? Conocí el caso de una mujer que tuvo un herpes únicamente debajo de los pechos, en la zona donde los sujetadores con aros que acostumbraba a utilizar rozaban la piel. Otra mujer tuvo un herpes en la cabeza, en la zona donde muchos años atrás había sufrido una lesión craneal cerrada. En estas erupciones de la piel, la mayoría de las veces están implicados metales tóxicos o tejidos cicatriciales. El objetivo principal es desintoxicar el nervio.

La neuralgia posherpética es simplemente un episodio de herpes sin resolver. Cuando se emplea DMSO en las zonas del cuerpo afectadas se puede producir un aumento transitorio del sarpullido, ya que el producto desintoxica el organismo eliminando los materiales no deseados. Sigue aplicando DMSO hasta completar satisfactoriamente el proceso de curación.

Coloca en una botella con gotero una solución de DMSO al treinta por ciento en 10-15 partes por millón de plata coloidal o agua destilada. Yo preparo un producto a base de DMSO y plata coloidal al cincuenta por ciento, y algunos clientes me han comentado que les ha resultado muy efectivo para las úlceras bucales o los herpes. Comienza siempre por la dosis inferior, y luego auméntala paulatinamente a medida que compruebes que la toleras bien. Deja que la solución se disuelva y aplícala sobre la zona afectada entre dos y tres veces por día. También recomiendo tomar 2.000 miligramos de vitamina C tres veces al día, y un complejo de vitamina B cada día con el desayuno para potenciar este protocolo de tratamiento.

Primeros auxilios y heridas

Todas las personas deberían tener *Arnica montana* en su botiquín de primeros auxilios, tanto en forma de ungüento como de remedio homeopático. El árnica tiene la propiedad de sanar los hematomas, detener las hemorragias, calmar el dolor, aliviar los síntomas producidos por una conmoción o un traumatismo y acelerar la curación. Cuando se trata de una herida o un rasguño, utiliza primero árnica y luego espera hasta que se detenga el sangrado antes de usar el DMSO. El DMSO también puede acelerar la curación de heridas, reducir el dolor y la hinchazón, y colaborar en la regeneración de músculos, nervios y otros tejidos. Incluir una pequeña cantidad de DMSO (un veinte por ciento aproximadamente) en un ungüento o pomada, o en cualquier otro tipo de formulación, puede favorecer que el remedio penetre mejor en la zona dañada. Por ejemplo, yo preparo una crema conocida como Peace Cream, que contiene árnica, hierba de san Juan y cáñamo, además de DMSO. Esta crema ha demostrado su capacidad para acelerar la curación. Es preciso limpiar bien la herida antes de aplicar el tratamiento con DMSO o con cualquier otro producto. La plata coloidal es muy recomendable para limpiar la herida. Te aconsejo especialmente tener un pulverizador con este preparado en tu botiquín de primeros auxilios.

He conocido un puñado de casos en los que los padres aplicaron esta crema a sus hijos después de que se hubieran lastimado mientras jugaban, y observaron con satisfacción que las heridas se curaban poco tiempo después de la aplicación. Además, me informaron que no se produjeron moretones ni tampoco hinchazón (como normalmente sucede) y que los niños no sintieron ningún dolor ni tuvieron otros problemas.

DMSO intravenoso

En los estados en los que el DMSO es legal, los médicos han probado su uso para tratar síntomas de cáncer, arteriosclerosis, enfermedad de Parkinson, esclerosis múltiple y artritis, administrándolo mediante una inyección intravenosa de hasta 20 centímetros cúbicos de una solución de DMSO al veinticinco por ciento. Un método alternativo es colocar entre 50 y 100 centímetros cúbicos de DMSO en 500 centímetros cúbicos de una solución salina, o cinco por ciento de dextrosa, y echar unas gotas durante un periodo de dos a tres horas con o sin EDTA.* Esta forma de terapia deberían administrarla únicamente los médicos que tienen suficiente experiencia con ella. No obstante, ¡siempre es interesante destacar que hay muchas formas posibles de utilizar el DMSO como tratamiento curativo!

Conclusión

Después de conocer muchas de las dolencias más comunes, y de haber aprendido de qué manera se puede emplear el DMSO para reducir síntomas y curar heridas o lesiones, espero que ya cuentes con suficiente información sobre la gran cantidad de beneficios que puede ofrecernos esta sustancia extraordinaria. Quizás hayas advertido que para algunos de los malestares o dolencias más comunes, he ofrecido otros tratamientos naturales que funcionan eficazmente cuando se combinan con DMSO. Hay muchas otras afecciones que pueden tratarse con DMSO y que aquí no he mencionado. Si no te sientes suficientemente seguro como para empezar a utilizarlo, puedes hacer tu propia investigación para

---

* N. de la T.: Sustancia química, «secuestradora de metales pesados», que se adhiere a los iones de ciertos elementos como el calcio, magnesio, plomo o hierro. Se usa en medicina para prevenir los coágulos de sangre y para extraer el calcio y el plomo del cuerpo. También se llama ácido edético o ácido etilenodiaminatetraacético.

conocer las dosis y las aplicaciones correctas. Una buena idea es entrar en un foro *online* de información sobre el DMSO, porque encontrarás comentarios de personas que lo utilizan y comparten allí sus experiencias. Es un buen recurso para ampliar tus conocimientos del producto. En el siguiente capítulo hablaré más detalladamente sobre cómo se puede combinar el DMSO con otros materiales y te daré algunas ideas sobre la maravillosa sinergia que ofrece como sustancia portadora y como solvente.

CAPÍTULO 5

Combinaciones de DMSO

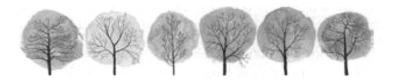

El DMSO tiene propiedades y efectos curativos característicos cuando se toma solo; sin embargo, al combinarlo con otras sustancias alcanza un nivel completamente nuevo. El DMSO trabaja en sinergia con otros tratamientos y medicamentos homeopáticos o naturistas. Este capítulo describe algunas combinaciones y remedios, muchos de los cuales no son muy conocidos. Como ya hemos aprendido, no es prudente utilizar el DMSO cuando se toman fármacos. Es mejor dejar de tomar medicamentos antes de iniciar cualquier tratamiento con DMSO. Si estás considerando la posibilidad de probar alguno de estos procedimientos, o hacer algún cambio relacionado con los medicamentos que te han recetado, mi consejo es que consultes con un profesional experimentado antes de hacerlo.

DMSO en bálsamo negro

El ungüento suave de bálsamo negro (también conocido como ungüento de dibujo) tiene la propiedad de extraer astillas, garrapatas, cristales, veneno de insectos, espinas de cactus y otros materiales atrapados debajo de la piel, y evita que se forme tejido muerto. El DMSO es un componente esencial del bálsamo negro. Si te interesa conocer un poco más sobre este ungüento, en Internet hay mucha información sobre este producto y te recomiendo leerla.

DMSO con aceites esenciales

El DMSO tiene la característica singular de poder transportar moléculas solubles en agua y en aceite. Sabemos que existe un límite en relación con el peso de las moléculas que el DMSO es capaz de transportar a través de las capas de la piel; aun así podemos utilizarlo como portador de otros materiales en diversas aplicaciones. Basándome en mi experiencia puedo afirmar que el DMSO tiene la capacidad de introducir los aceites esenciales en el organismo a través de la piel, a pesar de que suelen ser más grandes o más pesados que algunos nutrientes (como las vitaminas y los minerales). Cuando los aceites esenciales atraviesan la piel hay una mayor sensación de hormigueo. No debes utilizar estas fórmulas para tratar a niños, mujeres embarazadas ni madres lactantes. Los aceites esenciales se absorben lentamente a través de la piel de forma natural. Generalmente se aplican mezclados con un aceite portador, como el aceite de almendras dulces o el aceite de semillas de uva, para evitar que el aceite esencial puro entre en contacto directo con la piel, ya que puede resultar irritante. Los aceites esenciales son volátiles, lo que significa que se evaporan fácilmente. Sin embargo, cuando se combinan con un aceite portador hay una dispersión y una absorción adecuadas sin que gran parte del aceite esencial se pierda en el aire. El DMSO se puede utilizar como un portador alternativo. Al combinarlo con un aceite esencial, se potencia el ritmo de absorción a través de la piel y se reduce la cantidad perdida por evaporación. Cuando los aceites esenciales se mezclan con el DMSO, se necesita una cantidad mucho menor de aceite para que el tratamiento sea eficaz. El DMSO los transporta mucho más profundamente en los tejidos. Esto puede ser de gran ayuda en el tratamiento de infecciones profundas o de otros focos de toxicidad, como pueden ser las cavidades articulares. El cuerpo se encargará de limpiar la zona afectada diluyendo el producto a través del sistema linfático o transportándolo hacia la superficie de la piel para eliminarlo. Si tu cuerpo responde de este modo, debes tener en cuenta que el tratamiento no está causando una infección ni un problema de salud; por el contrario, está solucionando un problema que ya existía. Si se diera el caso de que apareciera un forúnculo en esa zona del cuerpo, lo mejor es seguir aplicando el DMSO sin el aceite esencial para prevenir infecciones secundarias y facilitar el drenaje. Muchas personas confunden el efecto con la causa pero, en realidad, el efecto es la curación del cuerpo.

Combinaciones comunes de aceites esenciales

Aceite de gualteria: se utiliza normalmente junto con el DMSO para tratar la inflamación y el dolor. Debes ser prudente y usar solamente una o dos gotas de aceite esencial en diez gotas de DMSO al ochenta por ciento en cada aplicación. Las personas a las que les hayan diagnosticado enfermedades hepáticas deben evitar el aceite de gualteria porque el compuesto que contiene, salicilato de metilo, se procesa a través del hígado. Además, también debe evitar este aceite cualquier persona que esté tomando aspirina, ya que ambos tienen propiedades anticoagulantes.

Aceite de menta: otra combinación popular es una gota de aceite esencial de menta y diez gotas de

DMSO al ochenta por ciento. Esta mezcla se utiliza para frotar las sienes en el tratamiento de las jaquecas o migrañas, o sobre la zona donde se manifiesta una inflamación nerviosa, como puede ser el caso de la ciática. Si te resulta doloroso permanecer sentado en el coche o en tu mesa de trabajo durante periodos prolongados de tiempo, esta preparación puede ser de gran ayuda. También es muy útil para tratar el dolor causado por la osteoartritis.

Aceite de pimienta negra: este aceite esencial es muy útil para el sistema linfático y produce calor. Si tienes las piernas hinchadas o tus tobillos retienen agua, prueba esta excelente combinación: utiliza una o dos gotas mezcladas con diez gotas de DMSO al ochenta por ciento y frota las piernas de abajo arriba con la preparación. Hay una gran sinergia entre la pimienta negra y el DMSO porque ambos estimulan el flujo sanguíneo.

Aceite de abedul dulce: este aceite esencial es un maravilloso relajante muscular, igual que la salvia. Puedes mezclar una o dos gotas (o una gota de cada sustancia) con diez gotas de DMSO al ochenta por ciento) y utilizar la preparación para masajear los músculos tensos hasta dos veces al día.

DMSO con CBD

El aceite CBD es un cannabinoide derivado de la planta cannabis. Suficientes evidencias científicas permiten afirmar que esta sustancia ayuda a reducir el dolor y la ansiedad. Actualmente existe una adicción a los opioides que no hace más que crecer día tras día. Ante ello, tenemos a nuestra disposición una preparación muy potente que consiste en mezclar CBD y DMSO. Las plantas macho del cannabis se conocen como cáñamo. Las plantas hembra tienen flores que contienen THC, un compuesto que confiere a la planta propiedades psicoactivas cuando se fuma o se come. El efecto es diferente cuando se combinan el THC y el CBD con el DMSO para realizar aplicaciones tópicas, aunque si las dosis son altas también podrían causar alucinaciones. La combinación de estas sustancias puede ayudar a dormir mejor y estimular la producción onírica. Desde hace años preparo una mezcla de CBD y DMSO que calma el dolor y favorece la relajación. El CBD es muy ventajoso para los tratamientos del sistema nervioso, como pueden ser las convulsiones, pero también se ha utilizado con éxito para la esclerosis múltiple, el cáncer y muchas otras enfermedades. Utilizar DMSO combinado con CBD favorece la absorción de este último y su acceso a los receptores celulares, lo que estimula la curación de numerosas dolencias.

Los cannabinoides son solubles en grasas y también son procesados por el hígado, que es el órgano encargado de la desintoxicación, de manera que antes de iniciar el tratamiento es mejor hacer primero una limpieza del hígado, por ejemplo con un enema de café o un remedio de drenaje homeopático. Es aconsejable colocar compresas de aceite de ricino sobre el hígado durante veinte minutos cada día, y también usar cloruro de magnesio por vía tópica dos veces al día para ayudar a desintoxicar correctamente este órgano. Los riñones también están implicados en el proceso, razón por la cual es muy importante mantenerse hidratado. ¿Cuántas veces hemos observado que una persona que ha fumado marihuana tiene la boca seca? ¡Es preciso beber cantidades abundantes de agua destilada!

En el cuerpo humano hay un sistema endocannabinoide que, para decirlo de forma sencilla, está compuesto por neurotransmisores, enzimas y proteínas, y es un componente esencial de los sistemas nervioso central y periférico. Cualquier planta que contenga cannabinoides afecta a estos receptores. Además del cannabis, se puede mencionar la pimienta negra, el cacao y la equinácea, para nombrar solamente algunas de ellas. Estos cannabinoides intervienen en múltiples vías intracelulares químicas, regulan los canales eléctricos y afectan al metabolismo y a la energía, además de a unos orgánulos específicos denominados mitocondrias. Este es un tema muy extenso, tanto que todavía seguimos conociendo las propiedades de esta planta, de sus diversas variedades, dosis y enfoques de tratamiento.

Con el paso del tiempo he descubierto que las personas que utilizan el cannabis de forma recreativa están bastante saturadas de THC y CBD, de manera que no resulta tan efectivo cuando lo usan por vía tópica u oral para calmar el dolor. Las moléculas pueden persistir en los receptores mucho más tiempo de lo que se puede observar, en especial si los individuos tienen una dieta rica en alimentos procesados, fuman tabaco, beben alcohol, etc. Esto se debe a que sus hígados y riñones no son capaces de eliminar los productos de desecho ocasionados por los cannabinoides y, en consecuencia, las sustancias químicas se excretan muy lentamente. No recomiendo abusar de ninguna planta; gracias a mi formación y experiencia he aprendido que todas las plantas tienen su propio rango de dosificación. Mi opinión es que resulta muy efectivo utilizar esta por vía tópica o ingerirla en forma de extracto, en tanto que fumarla produce efectos secundarios no deseados. También existen evidencias de que los jóvenes menores de veinticinco años pueden sufrir daños cerebrales irreversibles si fuman cannabis de forma habitual. El daño también puede manifestarse en adultos, aunque en este caso los síntomas suelen remitir en cuanto dejan de fumar, lo que no ocurre en las personas que todavía tienen el cerebro en desarrollo. Consumir cannabis utilizando dosis y extractos específicos, independientemente de que sea por aplicación tópica o por ingestión, provoca diferentes efectos y resultados, y es muy importante conocerlos.

Cómo utilizar el DMSO con el extracto de cannabis

Utiliza un extracto de CBD de alta calidad en forma líquida, mezclado con una solución de DMSO al cincuenta por ciento. Frota la mezcla sobre las sienes, la parte posterior del cuello, la columna y las plantas de los pies limpios para favorecer una máxima absorción por el sistema nervioso. Comienza con 15 mililitros de volumen total de líquido, y observa cómo te sientes. Si al día siguiente te encuentras muy cansado, es probable que debas desintoxicar el hígado tal como ya he enseñado, o tal vez deberías aplicar el producto un poco más temprano cada noche y utilizar una menor cantidad de la mezcla.

Si quieres combinar THC y CBD con DMSO, encuentra una cepa de alta tendencia (una planta de cannabis diseñada para producir menos THC y más CBD). Yo preparo un extracto de aceite con la planta seca, tal como hago con cualquiera de las plantas que incluyo en mis productos medicinales de aplicación tópica, y además hago un extracto de DMSO también con el material seco de la planta. El DMSO absorbe todas las partes de la planta que son solubles en agua y el aceite absorbe los componentes solubles en grasas. Esta mezcla es muy potente y resulta muy efectiva para reducir la ansiedad porque genera una agradable sensación de calma. Los efectos son generalmente inmediatos, de manera que debes utilizar las dosis con moderación cada vez que prepares el DMSO mezclado con cannabis en cualquier tipo de preparación.

DMSO con aceite de ricino

El aceite de ricino tiene propiedades asombrosas y es uno de los aceites con más capacidad de penetración que hay en la tierra. Considera la posibilidad de utilizar una sinergia de este aceite tan penetrante y el DMSO transdérmico, que también lo es. ¡Las posibilidades son increíbles!

El aceite de ricino preparado de forma correcta contiene ácido undecilénico, un agente antimicótico que es muy efectivo,[89] y no contiene hexano. Cuando se utiliza solo, el aceite de ricino ofrece muchos beneficios, entre ellos desintoxicar los sistemas orgánicos y ayudar a eliminar los depósitos de calcio cristalizados en las articulaciones artríticas. Para un tratamiento de desintoxicación suelo aconsejar aplicaciones diarias de veinte minutos de compresas de aceite de ricino (puedes prepararlas remojando un trozo de tela o lana en el aceite) con calor (puedes poner una bolsa de agua caliente sobre la compresa). Cuando iniciamos una cura de desintoxicación siempre es importante beber abundante cantidad de agua pura, entre ocho y doce tazas (dos a tres litros diarios), para eliminar toxinas y mantenerse hidratado. Y recuerda que lo que debes beber es agua, puesto que el zumo, el té y otras bebidas no actúan de la misma forma.

La combinación de DMSO con el aceite de ricino es excelente para todos los problemas reumáticos, dolores, rigidez o agarrotamiento, lesiones, formación de tejido cicatricial y otras afecciones. Algunos de mis clientes me han informado que su uso ha acelerado la curación de tendones, ha fortalecido las articulaciones y ha calmado el dolor, incluyendo los dolores producidos por espolones en el hueso. Nunca hay que utilizar este tratamiento para tumores cancerosos. Las mujeres no deben usar aceite de ricino durante la menstruación, el embarazo ni la lactancia.

Cómo utilizar el DMSO con el aceite de ricino

Aplica una capa fina de aceite de ricino sobre la zona que vas a tratar, asegurándote primero de que la piel esté limpia y seca. Luego coloca DMSO al ochenta o noventa por ciento sobre el aceite y déjalo actuar durante aproximadamente diez minutos. En secciones anteriores mencioné que la máxima concentración que puede utilizarse en casa es la de DMSO al ochenta por ciento. No obstante, cuando se emplea combinado con el aceite de ricino, este diluirá el DMSO hasta un nivel que ya no provocará ardor ni secará la piel. Si te preocupa cómo puede reaccionar tu piel con un porcentaje tan alto de DMSO, puedes usar una concentración inferior. Ten en cuenta que el aceite de ricino mancha los tejidos, de manera que después de tratarte los pies puedes ponerte unos calcetines de algodón limpios (preferentemente de algodón biológico, aunque también pueden ser calcetines de algodón convencional cuidadosamente lavados) si quieres deambular por la casa. Puedes dejar la mezcla sobre la piel o lavar los residuos del aceite con una solución de bicarbonato (disuelve una cucharadita de bicarbonato en media taza de agua) después de unos veinte o treinta minutos. No necesitas añadir calor porque el DMSO calentará el aceite de ricino por sí solo. Sin embargo, si te apetece puedes colocar sobre los pies una bolsa de agua caliente envuelta en una toalla o un paño de cocina.

DMSO con plata coloidal

Los médicos homeópatas y los naturópatas creen que la plata coloidal es un antibiótico natural muy potente ante el cual no se desarrolla resistencia, tal como sucede con los antibióticos químicos. Se comercializa en una amplia variedad de concentraciones, y la mayoría de las personas la consumen como un suplemento por vía oral o la aplican por vía tópica sobre la piel.

La plata coloidal combinada con DMSO es una preparación muy potente, debido a la naturaleza del DMSO. Cuando se utiliza junto con las sustancias llamadas amplificadoras, a las que proporciona un mayor acceso a los tejidos, el DMSO tiene propiedades bacteriostáticas (lo que significa que inhibe el crecimiento de las bacterias). Esta combinación se puede emplear para tratar cualquier grado de infección, ya sea de forma sistémica o tópica.

Cómo utilizar el DMSO con la plata coloidal

Combina DMSO puro de grado farmacéutico con 10 a 15 partes por millón de plata coloidal en una proporción 50:50. Utiliza la mezcla como enjuague bucal y también para tratar tópicamente las heridas (estén o no infectadas). No te olvides de que si lo usas como enjuague bucal debes escupir la mezcla una vez utilizada. También puedes añadir esta mezcla 50:50 a una solución salina para limpiar los senos nasales. Si tienes malestares estomacales o intestinales —como por ejemplo infecciones estomacales, crecimiento excesivo de bacterias en el intestino delgado (SIBO, por sus siglas en inglés)— o úlceras, coloca 5 mililitros de esta mezcla 50:50 en 60 mililitros de agua destilada y bébela.

DMSO con medicina a base de hierbas

La medicina a base de hierbas, o medicina botánica, se prepara mediante un proceso de extracción de los componentes de diferentes plantas (denominados constituyentes) con el propósito de utilizarlos con fines terapéuticos. Uno de los solventes más comunes empleados en la medicina a base de hierbas es sencillamente el agua. Con estos materiales podemos preparar tés (llamados infusiones), cocerlos a fuego lento durante periodos prolongados (procedimiento conocido como decocción) o dejarlos asentar y fermentar, y también podemos usar el líquido para remojar un paño y aplicarlo sobre el cuerpo (lo que se conoce como linimento). El uso del agua permite extraer los componentes acuosos de la planta.

El alcohol también se utiliza como solvente para las hierbas, y el resultado de esa preparación se denomina tintura. El alcohol elimina los componentes a base de agua y de aceite de una forma prótica, lo que significa que utiliza enlaces de hidrógeno y en su reacción química dona un protón para retener el material vegetal.

La extracción de hierbas utilizando aceite se dedica principalmente a las aplicaciones tópicas. Yo preparo muchos ungüentos, cremas y aceites para curar la piel empleando este método de extracción, así como también aceite de ajo y aceite de flor de gordolobo para los oídos que da resultados excelentes. El aceite se añade al material vegetal seco —también puede ser material fresco pero ligeramente mustio— y se calienta suavemente sobre la estufa, dentro de la estufa o al sol. La ventaja de la medicina a base de hierbas tratadas bajo el sol es que los rayos ultravioletas reducen la población bacteriana; la desventaja es que el proceso es más lento y la extracción requiere más semanas para completarse. De cualquier modo, este es mi método preferido, y lo utilizo durante los meses de verano.

Como ya hemos visto, el DMSO es un solvente magnífico. Usarlo como un medio de maceración para la medicina a base de hierbas no es un método muy conocido ni tampoco muy utilizado. Sin embargo, como el DMSO es aprótico (lo contrario que sucede con el alcohol), cuando se producen reacciones químicas forma una estructura de vínculos diferentes a los que produce el alcohol (para los entusiastas de la química: el DMSO tiene una adición de 1,4 mientras que la del alcohol es de 1,2). Hasta el momento, he hecho extracciones de una multitud de hierbas utilizando el DMSO como solvente principal, incluyendo cannabis, hierba de san Juan, *Arnica montana*, caléndula, cola de caballo, pimienta de Cayena, raíces y hojas de diente de león, y muchas más. He utilizado todas esas hierbas sobre mi piel con gran éxito. A lo largo de mis investigaciones he descubierto que la acción transdérmica de las hierbas y los resultados obtenidos son mayores cuando utilizo el DMSO que cuando recurro a un extracto de aceite. Normalmente prefiero combinar extractos de aceite y extractos de DMSO para obtener un mayor efecto sinérgico. Este es un campo bastante inexplorado que merece más atención y debe ser estudiado.

Existe una relación entre los solventes y la acción transdérmica. Muchas de las sustancias químicas transdérmicas que nombro en el capítulo ocho son solventes. Un solvente disuelve el material con el que está emparejado, y descompone el material celular para que los componentes floten en el interior del líquido solvente. Muchos laboratorios e industrias utilizan los solventes de diversas maneras cuando quieren aislar un componente de algún material que están estudiando o que pretenden emplear para crear un producto. Este tema puede ser demasiado específico en términos químicos, pero en definitiva lo que hay que saber es que puedes utilizar el DMSO en el proceso de extracción de plantas destinado a elaborar remedios. No obstante, a menos que estés muy familiarizado con las plantas y tengas conocimiento suficiente como para utilizar principios químicos y saber predecir los resultados, lo mejor es dejar esta tarea a los expertos.

DMSO con vitamina C

El DMSO combinado con vitamina C se puede utilizar como un protocolo específico para el cáncer. Si te han diagnosticado recientemente esta enfermedad, te sugiero que hagas una búsqueda en Internet para conocer los detalles de este protocolo e informarte adecuadamente sobre los pros y los contras. Te ruego que NO recurras a este procedimiento si tienes un cáncer en estado avanzado. En esta sección voy a hablar de la prevención del cáncer utilizando esta combinación de sustancias.

Nuestro cuerpo produce células cancerosas todos los días. Cuando el sistema linfático y el ecosistema microbiano están sanos y funcionan correctamente, el organismo puede reparar o reemplazar fácilmente las células dañadas. Las células de nuestro cuerpo utilizan glucosa como combustible, y la encargada de transportar la glucosa hacia ellas es la insulina. La vitamina C se asemeja mucho a la glucosa, y también es transportada hacia las células. Combinar el DMSO con la vitamina C favorece que las células la absorban mejor.

El ácido ascórbico es una forma inactiva de la vitamina C que no está ligado a un mineral y puede utilizarse en pequeñas dosis con el DMSO, por ejemplo cuando sientes que estás empezando a resfriarte. El ácido ascórbico utiliza solamente los minerales existentes en tu organismo para activarse, y además emplea tus propios antioxidantes durante el metabolismo del hígado. No obstante, cuando se toman dosis mayores de vitamina C, es importante utilizar una forma amortiguada de la vitamina y un producto que también contenga un antioxidante, como pueden ser las bayas de acai, los arándanos azules silvestres, las fresas, etc. Las frutas son principalmente antioxidantes.

El ascorbato de potasio, el ascorbato de calcio y el ascorbato de sodio son las formas más comunes de la vitamina C activada, amortiguada y ligada a minerales que podrás adquirir. Personalmente prefiero el ascorbato de sodio. Las personas que tienen cáncer deberían limitar la ingesta de sodio, a pesar de que el sodio del ascorbato no es utilizado por el organismo de la misma forma que el cloruro de sodio, o sal común. Por ejemplo, como no aumenta la tensión sanguínea pueden consumirlo quienes sufren hipertensión.

En cualquier caso, las personas que tienen un cáncer en etapa inicial pueden utilizar ascorbato de calcio combinado con aproximadamente un quince por ciento de ascorbato de potasio, incluso en el caso de que el producto incluya una cierta cantidad de ácido ascórbico. Recomiendo mezclar el polvo con agua y consumirlo por vía oral para activar el sistema límbico y preparar el organismo para una óptima absorción.

Cómo utilizar el DMSO con la vitamina C

Nota: Para que esta combinación funcione satisfactoriamente, es importante llevar una dieta de alimentos biológicos y evitar la ingesta de azúcar, arroz blanco, patatas, azúcares sintéticos, pan blanco, gaseosas, etc. Lo que se pretende es fomentar el uso de la vitamina C como si fuera azúcar.

Toma 5 gramos de vitamina C en forma de ascorbato de sodio dos veces al día. En Internet puedes encontrar fácilmente vitamina C en polvo, aunque también puedes adquirirla en cualquier herbolario. Bebe una cucharadita de DMSO puro al 99,995% (debes llegar lentamente a esta dosis mediante el método que explico a continuación) diluido en 150 mililitros de agua destilada o zumo, diez minutos antes de la segunda dosis de vitamina C. Debes tomar esta dosis de

DMSO con el estómago vacío dos horas después de tu última comida y no ingerir ningún alimento durante otras dos horas después de haber tomado la dosis. El DMSO también favorece que la vitamina C se absorba mejor en el organismo, específicamente a través de la membrana celular.

Se debe llegar lentamente a la dosis deseada de DMSO, muy en especial cuando se toma con el estómago vacío. El primer día comienza con un cuarto cucharadita de la preparación en 150 mililitros de agua destilada o zumo; el segundo día toma media cucharadita; el tercer día, tres cuartos de cucharadita; el cuarto día, una cucharadita, en todos los casos diluida en la misma cantidad de líquido, y así sucesivamente. Si sientes algún malestar abdominal, no aumentes la dosis y déjala actuar suavemente en el sistema gastrointestinal durante un rato. Puedes incrementarla cuando los síntomas remitan. Para dejar de utilizar este protocolo, lo aconsejable es abandonarlo gradualmente reduciendo las cantidades a la mitad una y otra vez.

Usa este protocolo durante dos semanas, cuatro veces al año. Lo ideal es recurrir a él durante los cambios de estación. El protocolo fomenta una adecuada eliminación de residuos, y por eso será de gran ayuda para desintoxicar suavemente el organismo y prevenir constipados y procesos gripales.

DMSO con MSM

El MSM (metilsulfonilmetano) es una sustancia química que puede encontrarse en una amplia variedad de
plantas, y también en animales. Me parece interesante
señalar que la cola de caballo (*Equisetum arvense*), una de
las plantas que ya he mencionado algunas veces, contiene altos niveles de MSM. Se comercializa en forma
de polvo, y puedes encontrarla fácilmente *online*, donde en algunas ocasiones se denomina azufre orgánico.
El MSM se produce en laboratorios a partir del DMSO
y la mayoría de las personas lo toman para aliviar el dolor y la hinchazón causados por las tendinitis, la artritis
reumatoide o la osteoartritis. Esencialmente, es de gran
ayuda para la síntesis del colágeno, la formación de la
piel, los vasos sanguíneos y el fortalecimiento del cabello y de las uñas. Lo maravilloso del MSM es que no tiene
efectos secundarios conocidos. Otra ventaja importante es que, a diferencia del DMSO, después de utilizarlo
no deja olor a ajo, ni a ostra, en la piel ni en el aliento.

Cuando una persona usa el DMSO, el quince por
ciento de esta sustancia se convierte en MSM a medida
que se oxida, y a este producto se lo conoce también
como DMSO2. Quizás te estés preguntando por qué utilizar juntas estas dos sustancias, teniendo en cuenta que
el DMSO básicamente se convierte en MSM en el organismo. Una de las razones es que permite obtener todos
los beneficios del azufre sin el olor que deja el DMSO. El
MSM y el DMSO combinados son excelentes para tratar

algunas enfermedades más graves, como por ejemplo la enfermedad de Lyme,[*] el lupus y el cáncer. La Fundación Independiente para la Investigación del Cáncer está investigando el uso del DMSO combinado con sustancias diferentes a las que se emplean en quimioterapia. Un estudio mostró que el MSM *in vitro* convirtió una célula cancerosa de melanoma en una célula normal.[90] Utilizado junto con el DMSO, el MSM suele tener mayor acceso a las células cancerosas.

Aunque la investigación se encuentra todavía en etapas tempranas, me entusiasma ver los avances que se han conseguido. Ya hay algunos protocolos que combinan el DMSO y el MSM con una solución de vitamina C y dióxido de cloro, así como también con otras sustancias. A este procedimiento se lo conoce como terapia de potenciación del DMSO.

Cómo utilizar el DMSO con el MSM

Siempre debes comenzar con una dosis baja y aumentarla lentamente para evitar o reducir cualquier síntoma de desintoxicación que provoque malestar. Emieza tomando 500 miligramos de MSM dos veces al día, en cápsulas o en polvo. La mayoría de las cápsulas de MSM contienen entre 500 y 1500 miligramos. Si lo tomas en polvo, debes saber que una cucharadita contiene

---

[*] N. de la T.: La enfermedad de Lyme es una infección bacteriana que se contrae por la picadura de una garrapata infectada. Al principio, generalmente causa síntomas como un sarpullido en la piel, fiebre, dolor de cabeza y fatiga.

aproximadamente 4 gramos (4000 miligramos). Aumenta suavemente la dosis día tras día hasta llegar a media cucharadita dos veces al día. Para tratar un síntoma específico, toma una cucharadita dos veces al día. Puedes tomar el MSM durante las comidas, pero también fuera de ellas. Nunca he observado ningún efecto secundario por el hecho de ingerirlo con el estómago vacío.

También puedes tomar DMSO y MSM por vía interna para aumentar la absorción del MSM y reducir la cantidad de MSM que produce el DMSO; de este modo puedes tomar menos cantidad de DMSO para conseguir el mismo efecto. Toma de media a una cucharadita de DMSO diluido en 150 mililitros de agua o zumo, y a continuación la dosis del MSM que ya sabes que toleras bien, por ejemplo una cucharadita. Yo prefiero ingerir el MSM en forma de cristales. Su aspecto es muy parecido al de las sales de baño. Suelo colocarlos directamente sobre la lengua, y luego los bebo con algún zumo biológico.

Este protocolo también es un recurso excelente para eliminar parásitos, porque el DMSO despeja el acceso para el MSM y consigue que la vida de esos pequeños bichos sea muy incómoda. Al mismo tiempo, ayuda a reparar el revestimiento intestinal. Si consumes el MSM y el DMSO de esta forma, al cabo de una o dos semanas observarás una importante mejoría en tu piel, tu cabello, tus uñas y tu digestión.

CAPÍTULO 6

Recetas de DMSO

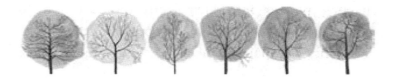

Cuando me estaba preparando para escribir este libro, me dediqué a comprar todos los libros sobre el DMSO que pude conseguir. En ninguno de ellos encontré ninguna receta específica de DMSO mezclado con otras sustancias que se pudiera preparar en casa. Este capítulo, al igual que el anterior, trata sobre el uso del DMSO en combinación con otros remedios naturales. Que yo sepa, esta es una información nueva sobre el DMSO que no encontrarás en ningún otro libro, ni tampoco en una búsqueda simple en Internet. Algunas de las combinaciones que presento en esta sección son adaptaciones de otras recetas y otras son completamente nuevas. Las he creado recurriendo a mi conocimiento de las plantas, mi formación en química, mi experiencia para formular medicinas y mi uso personal y profesional de estas mezclas a lo largo de muchos años. Te ruego que respetes el saber que contienen estas valiosas recetas. Es mi deseo que te sientas lo suficientemente seguro como para emplearlas con el fin de aliviar cualquier problema de salud. Y también espero que esta sección se llene de notas, párrafos resaltados en color y esquinas de páginas dobladas, y que este valioso libro sea un legado que se transmita de generación en generación. Insisto en que cuando te plantees introducir algún cambio relacionado con el cuidado de tu salud, hables primero con un médico holístico experimentado.

Gotas antimicóticas

Una botella de vidrio con gotero de 100 ml de capacidad
1 ml de yodo Lugol* o povidona yodada

44 ml de DMSO de grado farmacéutico al 99,995%
55 ml de agua destilada

Estas gotas obrarán maravillas en el tratamiento de los hongos de las uñas de los pies y otros problemas similares, como pueden ser el pie de atleta, la tiña inguinal y la proliferación de cándida (por ejemplo, sobre zonas de la piel que están en contacto, como sucede debajo de los pechos). También son efectivas para tratar problemas de hongos en animales, especialmente los que sufren los

* N. de la T.: El lugol o disolución de Lugol es una disolución de yodo molecular I_2 y yoduro potásico KI en agua destilada. Se preparó por primera vez en 1829 y recibe su nombre en honor al médico francés Jean Guillaume Auguste Lugol.

perros cuando el clima es húmedo, por bañarse con frecuencia o porque sus orejas no se secan debidamente. Vierte el yodo, el DMSO y el agua destilada en una botella con gotero limpia. Cierra al recipiente y agítalo hasta que los materiales se mezclen perfectamente. Guarda la botella en una despensa oscura a temperatura ambiente.

Para los hongos de las uñas: lava cuidadosamente la piel y las uñas con un jabón que no sea tóxico. Aplica las gotas antimicóticas sobre las uñas y por debajo, así como también en la zona de piel que las rodea. El tratamiento puede requerir hasta seis meses para que la curación sea definitiva.

Para el pie de atleta: pon los pies en remojo en una solución al cincuenta por ciento de vinagre de sidra y agua durante cinco minutos, y luego seca bien los pies. Aplica dos veces al día las gotas antimicóticas entre los dedos y sobre las zonas afectadas de la piel, hasta que el problema se solucione. Si es posible, lava tus deportivas en la lavadora o reemplaza las que estás utilizando con el fin de evitar una reinfección.

Fórmula analgésica

Una botella de vidrio con gotero de 50 ml de capacidad
Un mortero (o una bolsa con cierre zip y un rodillo)

30 clavos secos
DMSO de grado farmacéutico al 99,995%

Tanto el DMSO como el clavo de olor tienen propiedades analgésicas. Por este motivo al poner en remojo los clavos en DMSO sus propiedades se potencian considerablemente. Esta fórmula analgésica es excelente para el dolor de muelas, los dolores musculares y los dolores nerviosos.

Tritura ligeramente los treinta clavos en un mortero o colócalos en una bolsa con cierre y machácalos con un rodillo. Introduce los clavos triturados en la botella de vidrio. Añade DMSO hasta cubrir los clavos, dejando un poco de espacio para que no se desborde al introducir el gotero, y luego agita el recipiente. Debes remover la mezcla diariamente durante siete días. Luego filtra los clavos y vuelve a poner el líquido en la botella. Si lo deseas, puedes terminar de llenarla con DMSO. Guarda el recipiente a temperatura ambiente en un lugar oscuro.

Para el dolor de muelas: aplica una o dos gotas sobre la zona afectada.

Para dolores musculares o nerviosos: coloca catorce gotas de la formulación en un pequeño cuenco de vidrio, o una jarra de vidrio para medir, y añade seis gotas de agua destilada pura o zumo de gel de aloe vera sin conservantes. Limpia la piel de la zona afectada y aplica la mezcla hasta cuatro veces al día.

Para utilizar con bálsamo negro: en un recipiente de vidrio vierte una cucharada de la formulación, tres gotas de aceite esencial puro de eucalipto, dos gotas de yodo de Lugol o povidona yodada y una cucharadita de esencia de trementina pura. Mezcla bien y aplica el preparado sobre la piel antes de usar el bálsamo negro. Esta forma de aplicación fomenta la penetración del bálsamo, ya que algunas veces este no se absorbe demasiado bien en la primera aplicación.

Gotas para los ojos

Una botella de vidrio con gotero de 30 ml de capacidad	¼ de cucharadita de sal marina natural pura (sin yodo)
118 ml de agua destilada	6,25 ml de DMSO de grado farmacéutico al 99,995%

Los ojos tienen un microbioma, o comunidad de microorganismos, que actúa como un sistema inmunitario natural.[91] Al preparar estas gotas, debes usar la técnica aséptica que describo a continuación, con el fin de evitar la contaminación bacteriana. Lo que perseguimos es preservar las bacterias beneficiosas de los ojos y evitar perturbar el equilibrio del microbioma introduciendo bacterias nuevas o extrañas.

Desmonta las diferentes partes de la botella con gotero. Pon agua a hervir e introduce las piezas suavemente con la ayuda de unas pinzas o una cuchara. Deja hervir las piezas durante cinco minutos, y luego colócalas sobre un paño limpio, o si lo prefieres sobre una rejilla para que se sequen al aire. Vuelve a montar las piezas con las manos limpias o usando guantes. Mientras preparas la solución mantén la tapa cerrada para evitar la contaminación por el aire.

Coloca el agua destilada y la sal marina natural en un cazo y calienta la mezcla hasta que la sal se disuelva. Añade el DMSO a la botella con gotero usando una jeringa. Luego agrega 23,75 mililitros de la solución salina que acabas de preparar, vuelve a colocar la tapa y agita el recipiente. Puedes descartar los residuos de la solución salina que queden en el cazo. La mezcla se calentará en la botella de vidrio con gotero debido a la reacción exotérmica (productora de calor) que se origina cuando el DMSO entra en contacto con el agua. Acabas de preparar una solución salina ocular a base de DMSO al veinte por ciento. (Si quieres preparar una solución al cuarenta por ciento, solo tienes que duplicar la dosis de DMSO y reducir la cantidad del contenido de sal). Pon una etiqueta con la fecha en la botella. Deberías preparar una nueva solución pasados unos seis meses.

Al utilizar las gotas para los ojos, lávate las manos con jabón y agua tibia, y sécalas con una toalla limpia antes de la aplicación. Asegúrate de no tocar la zona del ojo con la punta del gotero, porque de lo contrario se contaminará. En el caso de que se produzca el contacto de forma accidental, lava el gotero en agua caliente con jabón y sécalo con una toalla de papel limpia o una toalla recién lavada.

Si prefieres comprar las gotas preparadas, en mi tienda puedes encontrar las que preparo personalmente. Ten en cuenta que, si fuera necesario, también puedes utilizar la solución al veinte por ciento como gotas para los oídos. Sin embargo, yo recomiendo preparar la fórmula que describo a continuación.

Gotas para los oídos

Una botella con gotero de 50 ml de capacidad	45 ml de plata coloidal a 15 ppm
5 ml de DMSO de grado farmacéutico al 99,995%	

La fórmula de las gotas para los oídos consiste en una solución de DMSO al diez por ciento y plata coloidal al noventa por ciento. Coloca el DMSO y la plata coloidal en la botella de vidrio con gotero limpia. Tapa el recipiente y agítalo. Espera hasta que se produzca la reacción exotérmica (productora de calor) antes de utilizar la mezcla. Aplica una o dos gotas en cada oído. No te olvides de colocar en la botella una etiqueta con la fecha. Deberías preparar una nueva solución pasados unos seis meses.

Lavado de los senos nasales

Una jarra neti o un aplicador
nasal con medidas
250 ml de agua destilada
¼ de cucharadita de sal neti o
sal marina sin yodo
11 ml de DMSO de grado
farmacéutico al 99,995%

½ cucharadita de plata coloidal
a 15 ppm
½ cucharadita de zumo de gel
de aloe vera sin conservantes
(opcional)

Si quieres realizar un lavado de los senos con el fin de tratar sinusitis, pólipos, lesiones, alergias o una inflamación general, es ideal utilizar una solución de DMSO al cinco o diez por ciento. No debes emplear esta solución si la parte interna de la nariz sangra o está en carne viva.

Puedes comprar una jarra neti o utilizar un vaso para «esnifar» el preparado. Otra alternativa es comprar un recipiente que tenga un aplicador nasal con medidas y utilizarlo para preparar la solución. Puedes adquirir fácilmente cualquiera de estos artículos por Internet.

Al hacer este lavado de los senos debes emplear agua destilada tibia para evitar la contaminación bacteriana. Si solo puedes utilizar agua del grifo, hiérvela durante tres minutos y luego déjala enfriar hasta que esté tibia. Añade sal neti, o sal marina sin yodo, al agua tibia. Agita el recipiente hasta que la sal se disuelva por completo. Agrega el DMSO a la solución, y luego la plata coloidal con una cuchara de plástico o madera (nunca de metal). Agita suavemente la preparación. La mezcla ya está lista para usar. Si tiene un olor muy penetrante, añade media cucharadita de zumo de gel de aloe vera sin conservantes, te ayudará a aliviar el malestar de los tejidos de los senos nasales.

Espray para heridas

Una botella de vidrio con gotero de 100 ml de capacidad
50 ml de DMSO de grado farmacéutico al 99,995%

50 ml de agua destilada o de plata coloidal a 15 ppm

Quiero contarte algo que sucedió cuando mi hija aprendió a montar en bicicleta sin ruedas de apoyo. Es una niña muy segura y valiente (se parece mucho a su madre), y algunas veces puede pecar de exceso de confianza. Mi hija quiso dar un paseo en bicicleta con sus amigos cuando todavía no habíamos comprado protectores para las rodillas y los codos. Durante el paseo se resbaló sobre una zona arenosa y se cayó. La caída le causó una herida de consideración en la rodilla. Esta es una lección que creo que muchos de nosotros hemos aprendido en algún momento de nuestra infancia.

Al principio no se me ocurrió utilizar el DMSO para tratar la herida. Me limité a lavarla y, tras pulverizarla con plata coloidal, le apliqué una crema de caléndula casera. No obstante, la herida tardaba mucho en curarse y le causaba mucho dolor. Le pedí permiso para pulverizar la herida abierta con una solución de DMSO al cincuenta por ciento, aunque le advertí que podría escocerle, pero de cualquier modo ella aceptó mi propuesta. Al final resultó que el DMSO no solamente no le provocó ningún escozor, sino que además le calmó el dolor. Decidimos repetir la aplicación otras dos veces ese mismo día. A la mañana siguiente se había formado una costra sobre la herida. Como mi hija se quejó de que la costra tiraba de la piel y le molestaba, unté la zona con bálsamo de caléndula durante dos o tres días. La curación fue muy rápida, pronto se formó nueva piel y no quedó ninguna cicatriz.

Desde entonces, preparo esta pulverización para curar heridas, y la recomiendo a mis clientes. Puedo afirmar que ha tenido un gran éxito. Utiliza un embudo para verter DMSO y agua destilada pura en la botella de pulverización. Si lo prefieres, también puedes emplear 50 mililitros de plata coloidal a 15 partes por millón en lugar del agua. Guarda la mezcla de pulverización en un lugar fresco y seco, y prepara un nuevo lote al cabo de seis meses. Puedes aplicar esta fórmula a todo tipo de heridas, pero te advierto que es mejor esperar que la herida deje de sangrar antes de usar el DMSO. Debes evitar emplear la preparación en heridas quirúrgicas, ya que las suturas podrían disolverse con la pulverización.

Enjuagues bucales

3,5 ml de DMSO de grado
farmacéutico al 99,995%
3,5 ml de peróxido de hidrógeno
de grado alimenticio al 3%

7 ml de agua destilada
mezclada al 50:50 con
zumo de gel de aloe vera sin
conservantes

Este es un enjuague bucal que puedes emplear para tratar los síntomas de una enfermedad periodontal y también las infecciones dentales. No obstante, siempre es aconsejable ir al dentista lo antes posible para solucionar problemas dentales graves. Suelo aconsejar a mis clientes que encuentren un odontólogo que trabaje con un enfoque naturista y no utilice mercurio en sus tratamientos. Combina el DMSO con peróxido de hidrógeno y agua destilada (o agua destilada mezclada con zumo de gel de aloe vera) para enjuagarte la boca y escupe la mezcla al cabo de unos minutos. Repite los enjuagues dos veces al día.

Cuando hay problemas en la boca, es mejor asegurarse de encontrar la causa, que por lo general está relacionada con la digestión y la dieta, en especial con las deficiencias de vitaminas y minerales. También sugiero cepillar los dientes con una pasta dental remineralizante. Yo preparo un producto denominado Dubh

Toothsoap, que contiene todos los minerales necesarios. También puede ser una buena idea incluir suplementos de boro, magnesio y vitamina K_2 en cualquier tratamiento destinado a curar huesos o dientes.

Fórmula para el crecimiento del cabello y el cuidado del cuero cabelludo

Una botella de vidrio con pulverizador de 100 ml de capacidad
50 ml de DMSO de grado farmacéutico al 99,995%
20 ml de zumo de gel de aloe vera sin conservantes

30 ml de agua destilada
6 gotas de aceite esencial de romero puro al 100%
4 gotas de aceite esencial de menta puro al 100%

Desde que formulé mi espray para el crecimiento del cabello a base de DMSO, he tenido muchos testimonios sobre la eficacia de la pulverización, no solamente para fomentar el crecimiento del cabello sino también para curar y equilibrar la grasa del cuero cabelludo, eliminar la caspa y reducir las canas. Acostumbro a infundir la solución que vendo en mi tienda con cola de caballo (*Equisetum arvense*) —conocida también como equiseto, cien nudillos, cola de rata o limpiaplata— y agrego además extractos de romero y menta. No obstante, a continuación te daré una solución más simple que puedes preparar fácilmente en casa.

Utiliza un embudo para verter el DMSO en una botella de vidrio con pulverizador. Añade el zumo de gel de aloe vera, el agua destilada y los aceites esenciales de romero y menta. Vuelve a colocar la boquilla de pulverización y agita bien. Pulveriza la mezcla sobre el pelo y el cuero cabelludo, que deben estar limpios y secos. Te aconsejo que uses champú y acondicionador naturales. Pulveriza la preparación tantas veces como sea necesario sobre una zona más amplia de la que pretendes tratar. Deja que la pulverización se absorba completamente. Debes remover la mezcla entre cada aplicación, agitando bien el recipiente. Para tratar una alopecia de larga duración, o una calvicie masculina, lo ideal es aplicar el preparado una o dos veces al día. En algunos casos, el tratamiento puede llegar a durar hasta un año antes de observar el crecimiento del cabello.

Mezcla de vitaminas y minerales para usar por vía tópica

Una botella de vidrio con gotero de 50 ml de capacidad

1 ml de aceite de magnesio

2 gotas de yodo de Lugol o povidona yodada

Polvo de ½ cápsula de vitamina C

Polvo de ½ cápsula de vitaminas del complejo B

40 ml de DMSO de grado farmacéutico al 99,995%

100 ml de zumo de gel de aloe vera sin conservantes

Coloca un embudo en la botella de vidrio con gotero para verter el aceite de magnesio, el yodo, la vitamina C, las vitaminas del complejo B, el DMSO y el zumo de gel de aloe vera. Agita bien el recipiente. Guárdalo en un lugar fresco y oscuro, y prepara una nueva mezcla después de seis meses. Este preparado puede utilizarse únicamente por vía tópica. Aplica entre 3 y 5 mililitros de la solución en cualquier zona del cuerpo que necesites curar, una o dos veces al día. En cuanto te sientas a gusto utilizando esta preparación, puedes probar a añadir diferentes vitaminas o minerales en nuevas mezclas.

Conclusión

Espero que estas recetas te resulten útiles como remedios caseros. Si te interesa conocer y probar otros remedios homeopáticos y naturales de elaboración casera, puedes visitar mi página web, yummy-mummyemporium.ca. Como ya he mencionado, consulta con tu médico de familia u otro profesional competente antes de utilizar cualquiera de estas mezclas, pulverizaciones y gotas como tratamiento para diversas afecciones. ¡Tu salud es la principal prioridad!

CAPÍTULO 7

Cómo utilizar DMSO para nuestros amigos animales

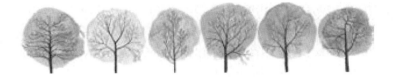

Estudié medicina veterinaria, tal como refleja mi título universitario de la rama de ciencias, y durante muchos años trabajé como voluntaria, o con contrato, en diversas clínicas veterinarias, zoológicos y centros de vida salvaje. Por otra parte, mis padres solían acoger gatos callejeros y terminaron cuidando a una colonia felina bastante numerosa en mi ciudad natal, motivo por el cual a mi alrededor siempre hubo animales que necesitaban cuidados. El municipio, la protectora de animales y los propios ciudadanos se desentendían por completo de ese problema que era cada vez más serio. También tuve la fortuna de trabajar en una clínica veterinaria holística que utilizaba tratamientos convencionales combinados con principios de la naturopatía. Allí fue donde aprendí el poder de la homeopatía y de la medicina tradicional china. Gracias a haber tenido la oportunidad de probar la gran cantidad de medicinas hechas a base de plantas que los veterinarios utilizaban en la clínica y de observar los efectos milagrosos de la acupuntura en animales, me convertí en la profesional que soy hoy en día. Más adelante me apunté a unos cursillos a distancia sobre homeopatía para animales que impartía el Instituto Británico de Homeopatía, movida por el deseo de profundizar mis conocimientos. Me sorprendió mucho haber sido una de las cien personas aceptadas para tener una entrevista en la Universidad de Guelph, muy conocida por su programa de medicina veterinaria. No obstante, no les impresionó en absoluto que manifestara mi entusiasmo por la medicina veterinaria holística y me rechazaron de una manera bastante agresiva. Entonces decidí hacer estudios de naturopatía, con el convencimiento de que podía seguir utilizando esos conocimientos para ayudar a los animales cada vez que tuviera ocasión de hacerlo.

Durante los últimos veinte años, he utilizado una buena cantidad de remedios homeopáticos en animales. Entre ellos, plata coloidal, determinados remedios a base de plantas, cambios en la dieta, cambios relacionados con el agua y ahora, por supuesto, el DMSO.

Aunque hay un largo historial del uso del DMSO en caballos, en este libro me centraré en nuestras pequeñas mascotas, los perros y los gatos. El uso del DMSO es totalmente seguro para tratar a los perros, y ha sido aprobado por la Administración de Alimentos y Medicamentos (FDA) para el tratamiento de los trastornos musculoesqueléticos. El DMSO es excelente para tratar dolores articulares, hinchazón, inflamación e incluso esclerodermia y lupus. Se puede utilizar con cualquier mamífero o reptil, aunque la responsabilidad de dar con la dosis adecuada te corresponde exclusivamente a ti. Reglas para animales: mantener las dosis bajas, probar siempre la preparación en una pequeña zona para observar la sensibilidad al producto y, ante el primer signo de reacción negativa, abandonar el tratamiento y consultar con un veterinario cualificado.

Dosis de DMSO para mascotas

Al utilizar el DMSO para un tratamiento veterinario, es importante tener en cuenta la edad y el peso del animal. Por lo general, la dosificación es de entre un octavo y un cuarto de la dosis humana. Mi regla de oro es emplear 2 mililitros de DMSO puro por cada cuatro kilos y medio de peso, combinado con una cantidad de agua destilada que sea suficiente para diluirlo hasta entre un veinte y un cincuenta por ciento. La preparación se utiliza por vía interna. Se puede añadir a los alimentos o introducir en la boca con una jeringa. Para aplicaciones tópicas, usa 2 mililitros de DMSO puro diluido en 2 mililitros de agua destilada (para preparar una solución al cincuenta por ciento) sobre las zonas donde hay menos pelo (orejas, nariz, barriga, patas) o frota la preparación sobre el pelo del animal. Yo he utilizado DMSO al noventa por ciento en heridas quirúrgicas; sin embargo, al emplear dosis altas es mejor trabajar con un profesional holístico que tenga experiencia en tratar animales con DMSO.

Infecciones y heridas

Limpia la zona afectada con agua tibia, y luego con plata coloidal. También puedes frotar con alcohol, utilizándolo como un producto de limpieza, para ayudar a reducir la hinchazón. Aplica sobre la zona afectada una solución de DMSO al cincuenta por ciento diluida con agua destilada o plata coloidal. En caso de heridas, siempre debes administrar al animal *Arnica montana* homeopática 30CH, o de cualquier potencia que tengas a mano, especialmente cuando hay sangrado y hematomas. Diluye tres gránulos en una cantidad pequeña de agua destilada y administra al animal una dosis 30CH con una jeringa entre tres y seis veces por día.

Ojos

Puedes utilizar las gotas para los ojos a base de DMSO al veinte por ciento (ver la página 163) para tratar las cataratas de un animal. Es aconsejable preparar una solución salina normal para aliviar sus ojos después de aplicar las gotas con DMSO; los animales pueden ser mucho más sensibles a esta sustancia que las personas. Si el animal no tolera la solución al veinte por ciento, entonces prepara una al diez por ciento. Puedes comprar estas soluciones en Internet; algunas contienen también vitamina C o glutatión y se pueden utilizar con toda tranquilidad. Solo debes saber que las gotas pueden producir una picazón ligeramente mayor cuando se incluyen otros nutrientes en la preparación.

Enfoque para las enfermedades crónicas

Para el tratamiento de los síntomas producidos por un proceso canceroso, problemas en los órganos y convulsiones, utiliza una jeringa para colocar en la boca del animal entre siete y diez gotas de DMSO puro mezcladas con aproximadamente la misma cantidad (y hasta un máximo de 30 mililitros) de agua destilada, una o dos veces al día. Esta es la dosis adecuada para un gato de peso mediano o un perro pequeño. La cantidad puede ser mayor o menor dependiendo del peso del animal, como ya he mencionado. También debes aplicar el DMSO por vía tópica, introducir cambios en la dieta e identificar los órganos específicos que requieren una desintoxicación para recuperar el equilibrio perdido. Por este motivo, es crucial trabajar con un veterinario holístico cualificado que conozca perfectamente cómo llevar el caso.

Conclusión

Existe una amplia variedad de remedios naturales efectivos que pueden utilizarse con las mascotas. ¡Sobre este tema hay suficiente información como para llenar un nuevo libro! Si quieres conocer otros remedios homeopáticos o naturales para tus mascotas, te recomiendo los siguientes libros: *The Complete Herbal Handbook for the Dog and Cat* [Manual herbario completo para perros y gatos], de Juliette de Baïracli Levy (conocida cariñosamente como Juliette de las Hierbas); *The Encyclopedia of Natural Pet Care* [Enciclopedia de medicina natural para mascotas], de C.J. Puotinen; *The Homeopathic Treatment of Small Animals* [Tratamientos homeopáticos para pequeños animales], de Christopher Day y *A Veterinary Materia Medica and Clinical Repertory* [*Materia médica* veterinaria y repertorio clínico], de George Macleod. Son los libros que consulto habitualmente.

CAPÍTULO 8

Usos médicos del DMSO aprobados por la FDA

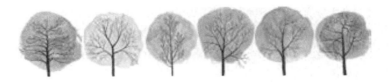

Soy de la opinión de que, desafortunadamente, los organismos reguladores de la medicina no son completamente fiables. Un metaanálisis realizado y publicado en 2013 en el *Journal of Law, Medicine and Ethics,* de la Universidad de Harvard, concluyó que:

- El noventa por ciento de los medicamentos autorizados por la FDA no ofrecen mejores tratamientos que los fármacos existentes (en un estudio realizado a lo largo de treinta años).
- Los fármacos recetados son la cuarta causa de mortalidad en Estados Unidos y, por otra parte, existen

más de ochenta millones de efectos secundarios derivados de los fármacos que pueden suponer un riesgo para la vida.

- Existen evidencias de que la industria farmacéutica ha hecho cuantiosas contribuciones a la FDA destinadas a la revisión de medicamentos y ha pagado a congresistas para que aceptaran fondos privados en vez de recurrir a mecanismos de supervisión pública. Desde entonces, la FDA se ha dedicado a acelerar el proceso de revisión de fármacos, poniendo aún más en riesgo la salud pública estadounidense.

- La FDA legitima la estrategia de *marketing* de «vender la enfermedad» para inventar nuevas categorías de enfermedades que requieren la prescripción de fármacos.

- Existen disposiciones legales que impiden que la FDA especule con los precios de fármacos similares y con su rentabilidad.

- Solamente en Estados Unidos está permitido que las empresas farmacéuticas comercialicen sus medicamentos con el precio que ellas consideren conveniente y lo aumenten año tras año sin ningún tipo de restricciones.[92]

Teniendo en cuenta los miles de estudios realizados sobre el DMSO y los importantes beneficios para la salud que ofrece el dimetilsulfóxido, organismos como este deberían haber aceptado esta sustancia y haber compartido la información con los médicos y el público en general, desde hace ya mucho tiempo. Además, deberían haber fundado nuevos organismos para promocionar la creación de productos que contengan DMSO. Sin embargo, vivimos en un mundo donde la mayoría de la población y de los profesionales de la salud nunca han oído hablar de él.

El DMSO ha sido aceptado por la industria farmacéutica como un agente de administración de fármacos, y por ello la FDA lo ha autorizado para ese uso en particular. Como hay personas que tienen una mente científica y están interesadas en ahondar en esta pequeña cantidad de usos médicos autorizados del DMSO, a continuación presento algunos tratamientos, soluciones y otras aplicaciones interesantes, destacando una vez más el amplio alcance y la versatilidad del DMSO.

RIMSO

Uno de los primeros productos parenterales (lo que significa que no se administra a través del tracto gastrointestinal) aprobado en Estados Unidos es RIMSO-50. Se trata de una formulación de DMSO acuosa, cincuenta por ciento estéril, que no produce calor y se utiliza para potenciar el tratamiento de los síntomas de la cistitis intersticial, un trastorno de la pared vesical.[93] RIMSO-50 se instila lentamente en la vesícula del paciente, utilizando un catéter o una jeringa, y permanece en el órgano de diez a quince minutos. El DMSO se utiliza desde hace mucho tiempo para tratar la cistitis intersticial; se lo considera una sustancia muy segura y sin efectos secundarios a largo plazo.[94, 95]

Dispositivos autorizados

Los siguientes dispositivos autorizados por la FDA contienen o utilizan de alguna forma el DMSO, y actualmente es posible adquirirlos con una receta médica. Incluyo esta información por dos razones: para ayudarte a comprender que la industria médica es consciente del valor que tiene el DMSO en muchas aplicaciones convencionales y también para que conozcas la existencia de dichas aplicaciones y puedas mencionarlas cuando visites a tu médico, si crees que tienes algún problema de salud que podría resolverse con esta sustancia.

- **Onyx** es un polímero médico en una solución de DMSO, que se inyecta en el flujo sanguíneo para tratar los aneurismas intracraneales. El nombre técnico de este dispositivo es Sistema Embólico Líquido. Una vez inyectado, el DMSO se disuelve y el resto de la solución forma un material semejante al pegamento que rellena el espacio del aneurisma, se solidifica en un material esponjoso e impide que el aneurisma se rompa y se produzca una hemorragia. Onyx es fabricado por *Microtherapeutics Corporation of Irvine*, en California.

(Nota adicional: Yo crearía un remedio inyectable de *Arnica montana* homeopática y *Achillea millefolium* —conocida comúnmente como milenrama—, disueltas en DMSO para tratar esta enfermedad. Estas plantas son dos de los mejores remedios para detener las hemorragias, así como también para favorecer la regeneración de los tejidos).

- **Tegress** es un producto similar a Onyx: sirve como agente de carga en el interior de la uretra y también utiliza el DMSO como portador.[96] Tegress es fabricado por C. R. Bard, de Nueva Jersey.

- **Viadur** es otro dispositivo que utiliza el DMSO como excipiente solubilizante (lo que quiere decir que disuelve y transporta el fármaco, del mismo modo que lo hace un agente terapéutico de administración controlada de medicamentos) en el tratamiento del cáncer de próstata.[97] Este tratamiento, de doce meses de duración, consiste en insertar el dispositivo en la parte superior del brazo para que libere de forma muy lenta una solución de DMSO (104 miligramos) y acetato de leuprolida (72 miligramos). El fabricante es Bayer Healthcare Pharmaceuticals, de Alemania.

Transdérmicos

Existen muchos agentes transdérmicos, algunos de los cuales se absorben rápidamente mientras que otros lo hacen después de un periodo de tiempo prolongado. La cuestión es que muchas toxinas también son capaces de atravesar las capas de la piel, motivo por el cual es fundamental comprender la importancia de no sofocar nuestra piel con sustancias químicas tóxicas, presentes en muchos cosméticos y productos de aplicación tópica. Por otra parte, es igualmente importante mantener nuestra piel limpia y aireada, porque es una vía de entrada y salida del organismo. Para conocer más información sobre este tema, te recomiendo hacer una búsqueda sobre la piedra gua sha.* Incluyo la siguiente lista para que la utilices como una guía de referencia cuando tengas que comprar cosméticos que te ayudará a identificar los productos libres de sustancias químicas que pueden ser muy nocivas para tu salud. Se trata de un resumen de los potenciadores de permeación percutánea utilizados en la industria de transdérmicos; están ordenados según su grado de toxicidad, desde los más tóxicos a los menos tóxicos, o los que no son tóxicos en absoluto.

- Surfactantes (laurato de sodio, bromuro de cetilmetiloamonio, Brij®, Tween® y colato de sodio).
- Hidrocarburos (alcano, escualeno).

---

* N. de la T.: Esta curiosa piedra suele fabricarse de jade o cuarzo rosa, y procede de la medicina tradicional asiática. Su forma curva se adapta al contorno de la cara y a los recovecos del cuerpo para realizar un masaje estimulante.

- Alcoholes (etanol, pentanol, alcohol bencílico, alcohol láureo, propilenglicol, glicoles, glicerol).
- Amidas (1-dodecilazacicloheptano-2-ona [Azone®], urea, dimetiloacetamida, dimetiloformamida y derivados de pirrolidona).
- Aminas (dietanolamina y trietanolamina).
- Ácidos grasos (ácido oleico, ácido linoleico, ácido valérico y ácido láurico).
- Ésteres (palmitato de isopropilo, miristato de isopropilo y acetato de etilo).
- Terpenos (D-limoneno, carvona y aceite de anís).
- Fosfolípidos (lecitina).
- Sulfóxidos (dimetilsulfóxido).[98, 99, 100]

Estos diferentes grupos químicos representan sustancias que tienen la propiedad de atravesar las capas de la piel e introducirse en el flujo sanguíneo. Alrededor de la mitad de las sustancias enumeradas en esta lista son tóxicas para el organismo; el resto se pueden considerar seguras. No obstante, ninguna de estas sustancias puede compararse con la capacidad transdérmica, portadora y curativa del DMSO.

Crioconservación

El DMSO se utiliza desde hace mucho tiempo para conservar los componentes de la médula ósea y de la sangre a bajas temperaturas. Es «generalmente aceptable».

como un crioprotector[*] de células y tejidos humanos, y productos celulares o basados en los tejidos (HTC/Ps), según lo define la FDA.[101, 102]

En los Estados Unidos, el DMSO de grado farmacéutico se utiliza de forma habitual en la crioconservación de células madre procedentes de la sangre del cordón umbilical extraída en el momento del nacimiento. La sangre del cordón umbilical se inyecta para tratar determinados trastornos humanos que afectan a los sistemas inmunitario y circulatorio, por ejemplo, los trastornos genéticos.

Productos para la salud animal aprobados en Estados Unidos

El uso del DMSO para tratar a los caballos es bien conocido, y la mayoría de los criadores conocen la amplia variedad de sus aplicaciones. Domoso, una solución de DMSO al noventa por ciento comercializada en forma líquida y en gel, está indicada para tratar las inflamaciones agudas de los caballos.[103] La mayoría de los colectivos dedicados a los equinos han utilizado el DMSO el tiempo suficiente como para conocer perfectamente su valor como producto *off label*.[**] Las principales

---

[*] N. de la T.: Los crioprotectores permeables son sustancias de bajo peso molecular que pueden pasar a través de la membrana celular.

[**] N. de la T.: Los medicamentos *off-label* son aquellos prescritos en condiciones distintas de las autorizadas, es decir, que se utilizan para un uso no reflejado en su ficha técnica.

dolencias diagnosticadas en caballos incluyen lesiones musculoesqueléticas, artritis y enfermedades articulares. Los criadores de caballos suelen utilizar el DMSO para aliviar el dolor y la inflamación causados por estas enfermedades comunes y para potenciar la curación. Es bastante frecuente que se empleen sondas de alimentación para introducir el DMSO en el estómago o los intestinos de los animales. Las normativas sobre el control de drogas en las carreras de caballos son muy específicas, y por esta razón es importante saber que el DMSO puede provocar la concentración de determinados fármacos.

Synotic, un producto utilizado por los veterinarios para tratar las infecciones en los perros, contiene DMSO al sesenta por ciento.

Productos que contienen DMSO comercializados fuera de Estados Unidos

La idoxuridina es un medicamento antiviral usado en Europa para el tratamiento de los herpes.[104] El DMSO se utiliza junto con este fármaco para facilitar que la sustancia penetre en los tejidos y llegue hasta las células dañadas.

En Canadá y en la Unión Europea existen ciertos productos tópicos que contienen DMSO y que se utilizan para el tratamiento de determinados tipos de dolores articulares. Dolicur (Schering AG) es un producto a base de DMSO que no requiere receta y está autorizado en Alemania para el tratamiento de lesiones deportivas. En varias provincias de Rusia la automedicación con DMSO está legalmente permitida.[105] En China, su uso es muy popular como un remedio tópico para aliviar el dolor que no necesita receta médica.

Otros nombres para el DMSO

Existen muchas otras denominaciones para el DMSO, y en una variedad de idiomas. Muchos de los nombres en castellano incluyen sulfóxido de dimetilo, dimetilsulfóxido, sulfóxido de metilo, Me2SO, NSC-763, SQ-9453, y sulfinibismetano. Esto puede resultar útil si estás interesado en investigar más sobre el producto, porque es probable que determinados estudios no empleen las palabras clave DMSO o dimetilsulfóxido.

Conclusión

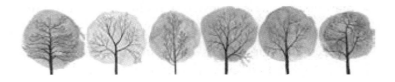

Estimado lector, mi intención al escribir este libro ha sido que al terminar de leerlo hayas adquirido un nuevo nivel de conocimiento, nuevas habilidades y una nueva libertad: el empoderamiento que se alcanza al conocer el DMSO y la forma de utilizarlo adecuadamente. Ahora tienes un saber que todavía no está al alcance de muchas personas, y en tu biblioteca hay un libro que te servirá de guía para tratar con confianza y seguridad esas dolencias comunes con las que todos tenemos que lidiar a lo largo de nuestra vida.

Es mi deseo ver prosperar a la humanidad gozando de mejor salud, superando las injusticias, denunciando la corrupción y conviviendo pacíficamente con la naturaleza. Cuando compartimos conocimientos aprendemos a cuidarnos mejor y a asumir la responsabilidad de nuestra propia salud; escuchando las señales que nos envía nuestro cuerpo para que tomemos conciencia de que necesitamos cambiar nuestros hábitos conseguimos prevenir la enfermedad antes de que se manifieste. Cuando estamos sanos, tenemos más energía para ofrecer y, en consecuencia, podemos cuidar mejor de los demás, trabajar juntos para resolver problemas y construir un mundo donde imperen el amor y la amabilidad. Este es nuestro derecho por nacimiento, y nos corresponde reivindicarlo.

Te pido que preguntes a otras personas si han escuchado hablar del DMSO y que compartas con ellas este libro. Recuérdales que el Creador nos ofrece todo lo que necesitamos para tener paz, salud y felicidad a través de las plantas que crecen a nuestro alrededor. Enseña a los demás que hay otras formas de sentirse bien, que hay esperanzas para alcanzar el bienestar, que existe un camino mejor.

Gracias por haber leído este libro, por comprender mi pasión por la salud natural y por dedicar tu tiempo a conocer más profundamente el DMSO. Ahora la sabiduría de los árboles te acompaña. Te deseo éxito en el camino que tienes por delante.

Notas

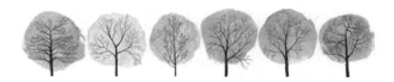

1. Elizabeth C. Asher *et al.*, «Measurement of DMS, DMSO, and DMSP in Natural Waters by Automated Sequential Chemical Analysis», *Methods* 13, n.º 9 (2015): 451-462, doi: 10.1002/lom3.10039.

2. Irena Kratochvílová *et al.*, «Theoretical and Experimental Study of the Antifreeze Protein AFP752, Trehalose and Dimethyl Sulfoxide Cryoprotection Mechanism: Correlation with Cryopreserved Cell Viability», *RCS Advances* 7, n.º 1 (2017): 352-360.

3. Patrick McGrady Sr., *The Persecuted Drug: The Story of DMSO* (Nueva York: Charter Books, 1980).

4. «Biological Actions of Dimethyl Sulfoxide», *Annals of the New York Academy of Sciences* 243, n.º 1 (1967): 5-508.

5. «Number of Thalidomide Victims in US Vastly Underreported, Lawsuit Claims», última modificación el 25 de octubre de 2011, Hagens Berman, https://www.hbsslaw.com/cases/thalidomide/pressrelease/thalidomide-number-of-thalidomide-victims-in-us-vastly-underreported-lawsuit-claims.

6. Stanley W. Jacob, entrevista de Mike Wallace, «The Riddle of DMSO», *Sixty Minutes,* CBS, 23 de marzo de 1980.

7. Stanley W. Jacob, entrevista de Mike Wallace, «The Riddle of DMSO», *Sixty Minutes,* CBS, 23 de marzo de 1980.

8. Stanley W. Jacob y Jack C. de la Torre, *Dimethyl Sulfoxide (DMSO) in Trauma and Disease* (Boca Raton, FL: CRC Press, 2015).

9. Poornima Tamma, «Organ Transport Could Get Chillier with New UT Research», *The Daily Texan,* 13 de julio de 2017, http://www.dailytexanonline.com/2017/07/13/organ-transport-could-get-chillier-with-new-ut-research.

10. Rebecca Notman *et al.*, «The Permeability Enhancing Mechanism of DMSO in Ceramide Bilayers Simulated by Molecular Dynamics», *Biophysical Journal* 93, n.º 6 (2007): 2056-2068, doi: 10.1529/biophysj.107.104703.

11. T. C. Moore *et al.*, «The Influence of Ceramide Tail Length on the Structure of Bilayers Composed of Stratum Corneum Lipids», *Biophysical Journal* 114 (2018): 113-125.

12. Gabriela Segura, «DMSO: The Real Miracle Solution», última modificación el 12 de mayo de 2011, https://www.sott.net/article/228453-DMSO-The-Real-Miracle-Solution.

13. Hartmut Fischer y Seiriol Dafydd, *The DMSO Handbook: A New Paradigm in Healthcare* (Schnaittach: Daniel Peter Verlag, 2015).

14. Noda, Masami & Ma, Yue & Yoshikawa, Yuko & Imanaka, Tadayuki & Mori, Toshiaki & Furuta, Masakazu & Tsuruyama, Tatsuaki & Yoshikawa, Kenichi, «A single-molecule assessment of the protective effect of DMSO against DNA double-strand breaks induced by photo-and y-ray-irradiation, and freezing». *Scientific Reports* 7 (agosto de 2017): 8557, doi:10.1038/s41598-017-08894-y.

15. Thomas W. Pearson, Howard J. Dawson y Homer B. Lackey, «Naturally Occurring Levels of Dimethyl Sulfoxide in Selected Fruits, Vegetables, Grains, and Beverages», *Journal of Agriculture and Food Chemistry* 29, n.º 5 (1981): 1089-1091, doi: 10.1021/jf00107a049.

16. De Pinieux *et al.* «Lipid-lowering drugs and mitochondrial function: effects of HMG-CoA reductase inhibitors on serum ubiquinone and blood lactate/pyruvate ratio», *Br J Clin Pharmacol* 42, n.º 3 (septiembre de 1996): 333-337, doi: 10.1046/j.1365-2125.1996.04178.x

17. Bliznakov, E. G. y Wilkins, D. J. «Biochemical and clinical consequences of inhibiting coenzyme Q10 biosynthesis by lipid-owering

HMG-CoA reductase inhibitors (statins). A critical review», *Adv Ther* 15, n.º 4 (julio de 1998): 218-228.

18. «Whitaker J. Citizens' petition filed with FDA to include Coenzyme Q10 use recommendation in all statin drug labelling», *Life Extension Magazine*, 23 de mayo de 2002.

19. Folkers K. *et al*. «Lovastatin decreases coenzyme Q levels in humans», *Proc Natl Acad Sci USA* 87, n.º 22 (noviembre de 1990): 8931-8934, doi: 10.1073/ pnas.87.22.8931.

20. Umme Aiman, Ahmad Najmi y Rahat Ali Khan, «Statin Induced Diabetes and Its Clinical Implications», *Journal of Pharmacology and Pharmacotherapeutics* 5, n.º 3 (2014): 181-185, doi: 10.4103/0976-500X.136097.

21. Justin Smith, *$29 Billion Reasons to Lie about Cholesterol: Making Profit by Turning Healthy People into Patients* (Matador, 2009).

22. McGrady, *The Persecuted Drug,* 58-59.

23. Andrey A. Gurtovenko y Jamshed Anwar, «Modulating the Structure and Properties of Cell Membranes: The Molecular Mechanism of Action of Dimethyl Sulfoxide», *The Journal of Physical Chemistry* 111, n.º 35 (2007): 10453-10460, doi: 10.1021/jp073113e.

24. Aubin, R.A. & Weinfeld, Michael & Mirzayans, Razmik & Paterson, Malcolm, 1994. «Polybrene/DMSO-assisted gene transfer-Generating stable transfectants with nanogram amounts of DNA», *Biotecnología molecular* 1, 29-48. 10.1007/BF02821509.

25. Lyra Nara, «Nature's Best Healer», consultado el 19 de noviembre de 2019, https://lyranara.me/dmso.

26. Formanek K y Kovak W., «Die Wirkung Von DMSO Auf Experimentell Erzeugte Rattenpfotenodeme», en el Simposio del *DMSO*, Viena, Austria. Saladruk, Berlín, Alemania, 1966: 18-26.

27. P. Gorog e I. B. Kovacs, «Effect of Dimethyl Sulfoxide (DMSO) on Various Experimental Inflammations», *Current Therapuetic Research* 10, n.º 9 (1968): 486-492.

28. Jacob y De la Torre, *Dimethyl Sulfoxide in Trauma and Disease.*

29. M. Johnson y P. W. Ramwell, *Implications of Prostaglandins in Hematology* (Nueva York: Academic Press, 1974), 275-304.

30. P. B. Weiser, M. A. Zeiger y J. N. Falin, «Effects on Dimethyl Sulfoxide on Cyclic AMP Accumulation, Lipolysis and Glucose Metabolism of Fat Cells», *Biochemical Pharmacology* 26, n.º 8 (1977): 775-778.

31. P. Gorog e I. B. Kovacs, «Effect of Dimethyl Sulfoxide (DMSO) on Various Experimental Cutaneous Reactions», *Pharmacology* 2, n.º 5 (1969): 313-319, doi: 10.1159/000136034.

32. G. Weissmann, G. Sessa y V. Bevans, «Effect of DMSO on the Stabilization of Lysosomes by Cortisone and Chloroquine in Vitro», *Annals of the New York Academy of Sciences* 141, n.º 1 (1967): 326-332.

33. W. M. Sams Jr., «The Effects of Dimethyl Sulfoxide on Nerve Conduction», *Annals of the New York Academy of Sciences* 141, n.º 1 (1967): 242-247.

34. C. Norman Shealy, «The Physiological Substrate of Pain», *Headache: The Journal of Head and Face Pain* 6, n.º 3 (1966): 101-108.

35. Ronald Houwing *et al.*, «An Unexpected Detrimental Effect on the Incidence of Heel Pressure Ulcers after Local 5% DMSO Cream Application: A Randomized, Double-blind Study in Patients at Risk for Pressure Ulcers», *Wounds* 20, n.º 4: 84-88 (2008).

36. Houwing *et al.*, «An Unexpected Detrimental Effect».

37. Harry H. Szmant, «Physical Properties of Dimethyl Sulfoxide and Its Function in Biological Systems», *Annals of the New York Academy of Sciences* 243, n.º 1 (1975): 20-23.

38. Carolina Sanmartín-Suárez, «Antioxidant Properties of Dimethyl Sulfoxide and Its Viability as a Solvent in the Evaluation of Neuroprotective Antioxidants», *Journal of Pharmacological and Toxicological Method* 63, n.º 2 (2010): 209-215.

39. Jacob y De La Torre, *Dimethyl Sulfoxide in Trauma and Disease*.

40. R. D. Broadwell, M. Salcman y R. S. Kaplan, «Morphologic Effect of Dimethyl Sulfoxide on the Blood–Brain Barrier», *Science* 217, n.º 4555 (1982): 164-166, doi:10.1126/science/7089551.

41. Jacob y De La Torre, *Dimethyl Sulfoxide in Trauma and Disease*.

42. Genro Kashino, Yong Liu, Minoru Suzuki, Shin-ichiro Masunaga, Yuko Kinashi, Koja Ono, Keiz Tano y Masami Watanabe, «An alternative mechanism for Radioprotection by Dimethyl Sulfoxide, Possible Facilitation of DNA Double Strand Break Repair», *Journal of Radiation Research*, 51 n.º 6 (2010): 733-740, doi: 10.1269/jrr.09106.

43. Glenn E. Pottz, James H. Rampey y Furmandean Benjamin, «The Effect of Dimethyl Sulfoxide (DMSO) on Antibiotic Sensitivity of a Group of Medically Important Microorganisms: Preliminary

Report», *Annals of the New York Academy of Sciences* 141, n.° 1 (1967): 261-272, doi: 10.1111/j.1749-6632.1967.tb34888.x.

44. H. Basch y H. H. Gadebusch, «In Vitro Antimicrobial Activity of Dimethylsulfoxide», *Applied Microbiology* 16, n.° 12 (1968): 1953-1954.

45. Jacob y De La Torre, *Dimethyl Sulfoxide in Trauma and Disease*.

46. T. Szydlowska e I. Pawloska, «In Vivo Studies on Reversion to Sensitivity of INH-resistant Tubercle Bacilli under the Influence of Dimethylsulfoxide (DMSO)», *Archivum Immunologiae Therapiae Experimentalis* 22, n.° 4 (1974): 559-561.

47. R. D. Broadwell, M. Salcman y R. S. Kaplan, «Morphologic Effect of Dimethyl Sulfoxide on the Blood-Brain Barrier», *Science* 217, n.° 4555 (1982): 164-166, doi:10.1126/science/7089551.

48. G. B. Bradham y J. J. Sample. «The Vascular and Thermal Effects of Dimethyl Sulfoxide», *Ann N Y Acad Sci.*, 141 n.° 1 (marzo de 1967): 225-230, doi: 10.1111/j.1749-6632.1967.tb34883.x.

49. S. Rehncrona, B. K. Siesjo y D. S. Smith, «Reversible Ischemia of the Brain: Biochemical Factors Influencing Restitution», *Acta Physiologia Scandinavica Supplementum* 492 (1980): 135-140.

50. T. Kaneda, *et al.*, «Endothelium Dependent and Independent Vasodilator Effects of Dimethyl Sulfoxide in Rat Aorta», *Pharmacology* 97, n.° 3-4 (2016): 171-76, doi: 10.1159/000443894.

51. I. G. P. Duimel-Peeters *et al.*, «A Systematic Review of the Efficacy of Topical Skin Application of Dimethyl Sulfoxide on Wound Healing and as an Anti-Inflammatory», *Wounds* 15, n.° 12 (2003): 361-370.

52. N. C. Santos *et al.*, «Multidisciplinary Utilization of Dimethyl Sulfoxide: Pharmacological, Cellular, and Molecular Aspects», *Biochemical Pharmacology* 65, n.° 7 (2003): 1035-1041.

53. M. Muir, «DMSO: many uses, much controversy», *Alternative and Complementary Therapies*, vol. 2 (julio-agosto de 1996): 230-235.

54. Y. Tachi, Y. Okuda, C. Bannai, N. Okamura, S. Bannai y K. Yamashita, «High concentration of glucose causes impairment of the function of the glutathione redox cycle in human vascular smooth muscle cells», *FEBS Letters* 421, n.° 1 (1998): 19-22, doi: 10.1016/s0014-5793(97)01526-3.

55. Jeanne A. Drisko, «Chelation Therapy», en *Integrative Medicine,* ed. David Rakel (Ámsterdam: Elsevier, 2017), 1004-1015.

56. Archie H. Scott, *The DMSO Handbook for Doctors* (Bloomington, IL: iUniverse, 2013).

57. Jennifer L. Hanslick *et al.*, «Dimethyl Sulfoxide (DMSO) Produces Widespread Apoptosis in the Developing Central Nervous System», *Neurobiology of Disease* 34, n.º 1 (2009): 1-10.

58. M. A. Higman *et al.*, «Reversible Leukoencephalopathy Associated with Re-infusion of DMSO Preserved Stem Cells», *Bone Marrow Transplant* 26, n.º 7 (2000): 797-800.

59. H. J. Mallach, «Interaction of DMSO and Alcohol», *Annals of the New York Academy of Sciences* 141, n.º 1 (1967): 457-462.

60. Lee S. Simona *et al.*, «Efficacy and Safety of Topical Diclofenac Containing Dimethyl Sulfoxide (DMSO) Compared with Those of Topical Placebo, DMSO Vehicle and Oral Diclofenac for Knee Osteoarthritis», *Pain* 143, n.º 3 (2009): 238-245.

61. Robert L. Perlman y J. Wolff, «Dimethyl Sulfoxide: An Inhibitor of Liver Alcohol Dehydrogenase», *Science* 160, n.º 3825 (1968): 317-319.

62. Heather Smith Thomas, «Harnessing the Power of DMSO», Equus, última modificación el 10 de marzo de 2017, https://equusmagazine.com/lameness/dmso-for-horses-8468.

63. P. A. Doig, «Dimethyl Sulfoxide and Alcohol –A Potentially Dangerous Combination», *Canadian Veterinary Journal* 40, n.º 11 (1999): 755-756.

64. Jessamine Ng Lee, Cheolmin Park y George M. Whitesides, «Solvent Compatibility of Poly(dimethylsiloxane)-Based Microfluidic Devices», *Analytical Chemistry* 75, n.º 23 (2003): 6544-6554.

65. Cúrate a ti mismo en casa. «DMSO Compatibility with Plastics Types and Other Materials», consultado el 20 de noviembre de 2019, http://healyourselfathome.com/HOW/THERAPIES/DMSO-MSM/DMSO_compatibility_chart.aspx.

66. Cúrate a ti mismo en casa. «DMSO Compatibility with Plastics».

67. Rene Miranda-Tirado, «Dimethyl Sulfoxide Therapy in Chronic Skin Ulcers», *Annals of the New York Academy of Sciences* 243 (1975): 408-411.

68. Alison Vickery, «Natural Antihistamine», 21 de diciembre de 2013, https://alisonvickery.com.au/natural-antihistamine.

69. Ayman Atiba y Alaa Ghazy, «The Effects of Topical Dimethyle Sulfoxide on Second-Degree Burn Wound Healing in Dogs», *Alexandria Journal of Veterinary Sciences* 45 (2015): 6-12.

70. S. Shimizu, R. P. Simon y S. H. Graham, «Dimethyl sulfoxide (DMSO) Treatment Reduces Infarction Volume after Focal Cerebral Ischemia in Rats», *Neuroscience Letter* 239, n.º 2-3 (1997): 125-127.

71. H. Baschand y H. H. Gadebusch, «In Vitro Antimicrobial Activity of Dimethyl sulfoxide», *Applied Microbiology* 16, n.º 12 (1968): 1953-1954.

72. Archie H. Scott, *The DMSO Handbook for Doctors* (Bloomington, IL: iUniverse, 2013).

73. John Heinz y Laudahn Gerhard, «Clinical Experiences with the Topical Application of DMSO in Orthopedic Diseases: Evaluation of 4180 Cases», *Annals of the New York Academy of Science* 141, n.º 1 (1967): 506-516.

74. M. Gaspar *et al.*, «Efficacy of a Topical Treatment Protocol with Dimethyl Sulfoxide 50% in Type 1 Complex Regional Pain Syndrome», *Farmacia Hospitilaria* 36, n.º 5 (2012): 385-391.

75. «Vitamins B6 And B12 Could Relieve Painful Carpal Tunnel Symptoms», Dr. Glenn S. Rothfield's Nutrition and Healing, consultado el 20 de noviembre de 2019, https://nutritionandhealing.com/2013/07/29/vitamins-b6-and-b12.

76. E. C. Percy y J. D. Carson, «The Use of DMSO in Tennis Elbow and Rotator Cuff Tendonitis: A Double-Blind Study», *Medicine and Science in Sports and Exercise* 13, n.º 4 (1981): 215-219.

77. J. H. Brown, «Clinical Experience with DMSO in Acute Musculoskeletal Conditions Comparing a Noncontrolled Series with a Controlled Double Blind Study», *Annals of the New York Academy of Sciences* 141, n.º 1 (1967): 496-505.

78. A. Steinberg, «The Employment of Dimethyl Sulfoxide as an Anti-Inflammatory Agent and Steroid-Transporter in Diversified Clinical Disease», *Annals of the New York Academy of Sciences* 141, n.º 1 (1967): 532-550.

79. S. W. Jacob y J. C. de la Torre, Dimethyl sulfoxide (DMSO) in *Trauma and Disease* (Boca Raton: CRC Press, 2015).

80. S. W. Jacob y J. C. de la Torre, Dimethyl sulfoxide (DMSO) in *Trauma and Disease* (Boca Raton: CRC Press, 2015).

81. Michael E. Benros *et al.*, «Autoimmune Diseases and Severe Infections as Risk Factors for Mood Disorders: A Nationwide Study», *JAMA Psychiatry* 70, n.º 8 (2013): 812-820.

82. Johann Steiner *et al.*, «Severe Depression Is Associated with Increased Microglial Quinolinic Acid in Subregions of the Anterior Cingulate Gyrus: Evidence for an Immune-Modulated Glutamatergic Neurotransmission?», *Journal of Neuroinflammation* 8, n.º 94 (agosto de 2011), doi:10.1186/1742-2094-8-94.

83. Elaine Setiawan *et al.*, «Role of Translocator Protein Density, a Marker of Neuroinflammation, in the Brain during Major Depressive Episodes», *JAMA Psychiatry* 72, n.º 3 (2015): 268-275, doi:10.1001/jamapsychiatry.2014.2427.

84. Elaine Setiawan *et al.*, «Association of Translocator Protein Total Distribution Volume with Duration of Untreated Major Depressive Disorder: A Cross-Sectional Study», *The Lancet* 5, n.º 4 (2018): 339-347.

85. Eduardo Ramirez y Segisfredo Luza, «Dimethyl Sulfoxide in the Treatment of Mental Patients», *Annals of the New York Academy of Sciences* 141, n.º 1 (1967): 655-667.

86. Ramirez y Luza, «Treatment of Mental Patients», 655-667.

87. Gordon DM, Kleberger KE. «The Effect of Dimethyl Sulfoxide (DMSO) on Animal and Human Eyes», *Arch Ophthalmol*, 1968; 79 (4): 423-427.

88. Jun Matsumoto, «Clinical Trials of Dimethyl Sulfoxide in Rheumatoid Arthritis Patients in Japan», *Annals of the New York Academy of Sciences* 141, n.º 1 (1967): 560-568.

89. «Undecylenic Acid», *CastorOil*, última modificación en 2018, http://www.castoroil.in/castor/castor_seed/castor_oil/c11/undecylenic_acid/undecylenic_acid.html.

90. J. M. Caron *et al.*, «Methyl sulfone induces loss of metastatic properties and reemergence of normal phenotypes in a metastatic cloudman S-91 (M3) murine melanoma cell line», *PloS One* 5 n.º 8 (agosto de 2010): e11788, doi:10.1371/journal.pone.0011788.

91. Tony St. Leger, «Meet the Eye Microbiome», *Scientific American,* 23 de junio de 2019, https://www.scientificamerican.com/article/meet-the-eye-microbiome/.

92. Light, Donald W. y Lexchin, Joel y Darrow, Jonathan J., «Institutional Corruption of Pharmaceuticals and the Myth of Safe and Effective Drugs» (1 de junio de 2013). *Journal of Law, Medicine and Ethics*, 2013, vol. 14, n.º 3, 590-610. Disponible en SSRN: https://ssrn.com/abstract=2282014.

93. A.M.A. Department of Drugs, eds., *Agents Used to Treat Interstitial Cystitis in A.M.A. Drug Evaluations* (Chicago: American Medical Association, 1980), 617-618.

94. S. W. Shirley, B. H. Stewart y S. Mirelman, «Dimethyl Sulfoxide in Treatment of Inflammatory Genitourinary Disorders», *Urology* 11, n.º 3 (1978): 215-220.

95. J. Rössberger, M. Fall y R. Peeker, «Critical Appraisal of Dimethyl Sulfoxide Treatment for Interstitial Cystitis: Discomfort, Side-Effects and Treatment Outcome», *Scandinavian Journal of Urology and Nephrology* 39, n.º 1 (2005): 73-77.

96. Roger R. Dmochowski, «Tegress Urethral Implant Phase III Clinical Experience and Product Uniqueness», *Reviews in Urology* 7 (2005): S22-S26.

97. R. G. Strickley, «Solubilizing Excipients in Oral and Injectable Formulations», *Pharmaceutical Research* 21, n.º 2 (2004): 201-230.

98. Kalpana S. Paudel *et al.*, «Challenges and Opportunities in Dermal/Transdermal Delivery», *Therapeutic Delivery* 1, n.º 1 (2011): 109-131.

99. D. Prabhakar1, J. Sreekanth y K. N. Jayaveera, «Effect of Dimethylsulfoxide on Transdermal Patches of Azelnidipine», *Scholars Research Library Der Pharmacia Lettre* 6, n.º 1 (2014): 120-127.

100. «Fentanyl Transdermal System (Marketed as Duragesic) Information», *U.S. Food and Drug Administration*, 10 de julio de 2015, https://www.fda.gov/drugs/postmarket-drug-safety-information-patients-and-providers/fentanyl-transdermalsystem-marketed-duragesic-information.

101. U.S. Food and Drug Administration, Code of Federal Regulations Title 21, 1 de abril de 2018, https://www.accessdata.fda.gov/scripts/cdrh/cfdocs/cfCFR/CFRSearch.cfm.

102. «NucliSens HIV-1 QT», *U.S. Food and Drug Administration*, última modificación el 13 de novimebre de 2001, https://www.fda.gov/media/73107/download.

103. C. F. Brayton, «Dimethyl Sulfoxide (DMSO): A Review», *Cornell Veterinarian* 76, n.º 1 (1986): 61-90.

104. A. Aliaga *et al.*, «A Topical Solution of 40% Idoxuridine in Dimethyl Sulfoxide Compared to Oral Acyclovir in the Treatment of Herpes Zoster. A Double-Blind Multicenter Clinical Trial», *Medicina Clínica* 98, n.º 7 (1992): 245-249.

105. Alexandra Ely y B. Lockwood, «What Is the Evidence for the Safety and Efficacy of Dimethyl Sulfoxide and Methylsulfonylmethane in Pain Relief?», *Pharmaceutical Journal* 269, n.º 7223 (2002): 685-687.

Agradecimientos

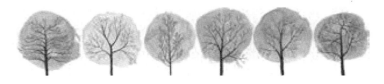

Escribir un libro es más difícil de lo que jamás hubiera podido imaginar y mucho más gratificante de lo que había pensado. En muchas ocasiones, tuve que obligarme a permanecer despierta a altas horas de la noche y a levantarme muy pronto por la mañana y esforzarme por llegar mucho más lejos de lo que me creía capaz de conseguir. En primavera mi casa se inundó, y me llevó meses encontrar un contratista que volviera a instalar el suelo de todas las habitaciones. A medida que pasaba el tiempo, cada vez me resultaba más complicado escribir el libro. Y en medio de todo ese proceso, un buen día descubrí que había moho en mi zona de trabajo. Resulta irónico que mientras escribía un libro sobre la salud, la mía estuviera amenazada... ¡Me sentía agotada la mayor parte del tiempo!

Mi familia se ocupó de cuidarme. Mis padres me ayudaron a encontrar una persona que se encargó de reemplazar los suelos de mi casa e incluso se ofrecieron a cuidar de mi perro, que ya estaba muy mayor. Esto me permitió tener más tiempo para entregarme a mi tarea y contribuyó a aliviar mi estrés. Mi abuelo Gerry recogía a mi hija y la llevaba a su casa, para que yo pudiera concentrarme en el libro. Estoy profundamente agradecida a mi familia por estas muestras de afecto, que fueron realmente esenciales en aquel momento.

Cuando escribes un libro, todos tus pensamientos y expectativas están enfocados en tu propia persona. Sin embargo, por ser madre soltera y empresaria, y además vivir en una zona remota, el proceso de escribir el libro acaparó todo el tiempo que normalmente dedico a mis actividades sociales y a reunirme con mis amigos. Empecé a sentirme muy aislada y perdí muchas de mis relaciones. Para escribir el libro tuve que hacer un gran trabajo de investigación y leer mucha bibliografía, y todo eso requiere tiempo: un tiempo de quietud, concentración y reflexión. Yo no tenía tiempo ni energía para relaciones sociales, ¡especialmente porque además tenía que ocuparme de mantener a flote un negocio próspero!

Por otra parte, a mi hija le apasiona cantar y lo hace constantemente. Aunque esto suena maravilloso, y suele serlo la mayor parte del tiempo, cuando necesitas quietud y has decidido educar a tu hija en casa, ¡resulta muy complicado encontrar la calma! Por este motivo, para poder escribir me levantaba muy temprano o me acostaba muy tarde. Había días que no tenía nada de paciencia, y debo decir que estoy muy agradecida a Anwyn, mi querida hija, por ser tan comprensiva a lo largo de todo este proceso. Ella está orgullosa de mí, y me lo ha dicho en innumerables ocasiones. ¡Gracias, Anwyn, mamá también está muy orgullosa de ti!

Asimismo, quiero dedicar unas palabras a las personas que me han apoyado.

Mi querida amiga Janene Greer me mandaba mensajes de aliento y se preocupaba cuando me escuchaba decir que no tenía energía. En esos momentos me enviaba pequeños textos en los que me decía: «¡Tú puedes! ¡Yo creo en ti!». Muchas gracias, querida Janene, eres puro corazón y una amiga que me cuida mucho; tu apoyo emocional me ha ayudado más de lo que tú crees.

Mi amiga Jennifer Ledford, que vive lejos de casa, nunca dejó de ponerse en contacto conmigo para saber cómo me encontraba y ofrecerme su apoyo. Si pintara un retrato de Jennifer, lo llenaría de pequeñas burbujas de color rosado con forma de corazón y olor a miel. Porque ella es así de dulce. Gracias, Jen, por tu cuidado y tu cariño.

Ted Hanik es un *coach* muy talentoso que siempre me ha ofrecido su ayuda y su apoyo, a pesar de tener mucho trabajo y una familia que atender. Nunca dejó de comunicarse conmigo para saber cómo estaban yendo las cosas. Te lo agradezco mucho, Ted, eres una inspiración con un corazón de oro.

Adrian Anderson y yo tenemos intereses comunes, como por ejemplo el criptomercado y las inversiones, el derecho común y el derecho marítimo. Cada vez que viene a visitarme me trae algo que me sorprende, como agua de un manantial local o un aparato de nueva tecnología. Cuando viene a casa nos limitamos a sentarnos al sol y hablar sobre los países a los que nos gustaría mudarnos. Gracias, Adrian, por estar ahí en cualquier momento que necesito hablar con alguien. El mero hecho de saber que existe la opción de llamarte ya es suficiente para mí.

Nunca hubiera sido capaz de escribir este libro de no ser por la ayuda de mi equipo. Jennifer y Debra son esenciales para que Yummy Mummy Emporium & Apothecary funcione a la perfección. ¡Gracias por alentarme y por formar una tribu de mujeres sólida y positiva, que representa un gran apoyo para mí!

Quiero agradecer también a mis editores. Cuando me propusieron este proyecto, de inmediato sentí que ese era el grupo de personas con las que quería trabajar, porque siempre han apoyado a excelentes escritores y publican trabajos importantes. Gracias por confiar en mí, y en este libro, y por ser flexibles con las fechas de entrega; los aspectos artísticos e intuitivos de mi carácter siempre necesitan que las cosas fluyan fácilmente.

Y gracias a ti, querido lector, querida lectora, por considerar la posibilidad de leer este libro. Independientemente de que lo hayas escogido porque tienes un problema de salud, por la enfermedad de un ser querido, porque te dedicas a curar a los demás y quieres seguir acopiando conocimientos para ayudar mejor a tus pacientes o simplemente porque sientes curiosidad por el DMSO, aprecio enormemente tu decisión porque esta información puede salvar vidas ¡y cuantas más personas la conozcan, mayor será la ayuda que puede ofrecer!

Acerca de la autora

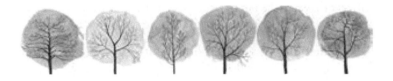

Amandha Dawn Vollmer es licenciada en Biotecnología Agrícola por la Universidad de Lethbridge (2000), en Alberta, Canadá, y doctora en Naturopatía por la Universidad Canadiense de Medicina Naturópata (2008), en Toronto. Además, tiene experiencia previa como técnico de laboratorio titulado especializado en zootecnia por la Universidad de Alberta y se formó en kinesiología aplicada, terapia intravenosa (IV) y *reiki*. Durante gran parte de su vida se ha interesado por la salud y el bienestar de los animales, de las personas y de nuestra tierra. Su entusiasmo por la medicina a base de hierbas la llevó a estudiar las plantas medicinales de forma autodidacta muchos años antes de iniciar sus estudios universitarios. Estudió homeopatía en los diversos viajes que realizó a India y cursó estudios de homeopatía a distancia en el Instituto Británico de Homeopatía.

Conoció el DMSO en la Universidad de Naturopatía. Sin embargo, no comenzó a investigarlo en profundidad hasta 2017, después de familiarizarse con los potentes efectos físicos que produce esta sustancia, que descubrió a través de su propia experiencia personal. Se embarcó en esa investigación, durante la cual leyó todos los libros, artículos y documentos que pudo encontrar sobre el tema, de forma tan apasionada que el proceso podría compararse con un doctorado.

Aparte de su sed de conocimiento, Amandha tiene el don de concebir y crear remedios naturales y productos para el cuidado del cuerpo. Es empresaria y en 2012, después del nacimiento de su hija, fundó Yummy Mummy Emporium & Apothecary. Recoge hierbas y plantas silvestres, crea fórmulas utilizando el DMSO combinado con otras sustancias, y disfruta preparando lociones, bálsamos medicinales y jabones artesanales. Vive en Ontario, Canadá. Su página web es ww.yummymummyemporium.ca.